»Arschtritt«

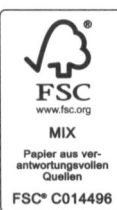

FSC
www.fsc.org

MIX

Papier aus ver-
antwortungsvollen
Quellen

FSC® C014496

Verlagsgruppe Random House FSC-DEU-0100
Das FSC®-zertifizierte Papier *Munken Premium Cream* für dieses Buch
liefert Arctic Paper, Munkedals

Hinweis
Die Informationen in diesem Buch sind von Autor und Verlag sorgfältig erwogen
und geprüft, dennoch kann eine Garantie nicht übernommen werden.
Eine Haftung des Autors bzw. des Verlags und seiner Beauftragten für Personen-,
Sach- und Vermögensschäden ist ausgeschlossen.

Projektleitung
Dr. Harald Kämmerer

Redaktion
Susanne Schneider

Umschlaggestaltung und Fotos
Christian M. Weiß, München

Layout und Gesamtproducing
Lore Wildpanner, München

Druck und Bindung
GGP Media GmbH, Pößneck

Printed in Germany

ISBN 978-3-517-08653-8

9817 2635 4453 62

Holger Senzel

»Arschtritt«

Mein Weg aus der Depression
zurück ins Leben

südwest°

Inhalt

Allen, die mir halfen, an meinen Fehlern zu wachsen –
statt daran zu zerbrechen

Vorwort

Das erste Morgengrau zeigt sich am Nachthimmel, als der Wecker klingelt. 5.00 Uhr. Wie verlockend es wäre, dem Erwachen des neuen Tages zuzusehen – vom Bett aus mit einer Tasse Kaffee. Und wie widerwärtig die Vorstellung ist, im gechlorten Schwimmbad mit Rentnern Bahnen zu ziehen und müde Muskeln mit Geräten und Gewichten zu martern. Wie bin ich bloß auf diese Schwachsinnsidee gekommen?

»STEH AUF, DU FAULER SACK!«, brüllt mein innerer Drillsergeant. Vier Wochen lang habe ich das Kommando an ihn abgegeben. Ich habe meinen inneren Schweinehund in ein militärisches Trainingscamp geschickt, wo ihm dieser üble Schleifer für vier Wochen Beine machen soll. Jeden Morgen dieselbe Brüllerei in meinem Kopf: Der innere Schweinehund will sich drücken – und hat die kuschelwarme Bettdecke zur Verbündeten. Sport – gut und schön, aber ich könnte es doch genauso gut abends tun, und die Welt wird kaum untergehen, wenn ich es heute mal ganz sein lasse. Einfach nur noch ein Stündchen liegen bleiben … Aber der Drillsergeant lässt nicht mit sich diskutieren. Ich hätte einen Vertrag mit mir selbst unterschrieben, und daran solle ich mich gefälligst halten. Es ist ein ständiger Kampf in meiner Fantasie – so wie in dem Sketch des Kabarettisten Horst Evers. Der inszeniert das Bemühen um Veränderung als Fußballspiel in seinem Hirn: FC »Nun reiß dich mal zusammen« gegen Fortuna »Morgen ist auch noch ein Tag«.

Ich habe in Therapien zehn Jahre lang die Lösung für alle Probleme und Konflikte in meinem Inneren gesucht. Jetzt probiere ich es von außen. Ignoriere für vier Wochen meine Seele völlig – und kümmere mich nur um das Machbare. Meinen Körper fit machen, meinen Geist beschäftigen, den Schreibtisch aufräumen, zerrissene Schnürsenkel ersetzen. Knöpfe annähen gegen die Depression klingt schräg. Aber besser kleine Aufgaben erledigen, als große liegen lassen. Es summiert sich zu einem knallharten Programm. Randvoll gepackt mit lauter Sachen, die mein Verstand für sinnvoll befunden hat. Und das alles unbetäubt – ohne Alkohol, Fernsehen oder Shoppen. 28 Tage vom Aufstehen bis Schlafen minutiös verplant. Ich muss da jetzt nicht mehr drüber nachdenken, sondern nur noch stumpf Punkt für Punkt von meinem Plan abarbeiten. Was heißt »nur« – es ist trotzdem eine üble Schinderei und mein Widerwille geradezu brechreizerregend. Aber dem fiesen Schleifer ist das egal. Ob ich murre, jammere, stöhne, fluche und wie »es« sich anfühlt für mich. Wie fühlt »es« sich an? Das haben meine Therapeuten immer gefragt. Es ist völlig uninteressant, wie sich das hier anfühlt – es muss einfach gemacht werden!

Ich habe vier Psychotherapien hinter mir und einen Zu-
sammenbruch mit anschließender psychosomatischer
Klinik. Ich habe meine Seele bis auf ihren schwärzesten
Grund ausgeleuchtet, mich meinen Ängsten gestellt und
getrauert um diesen bedürftigen kleinen Jungen in mir.
Immer wieder versucht, meinen Gefühlen nah zu sein.
Ich habe eine Menge gelernt in meinen Therapien – aber
den Erkenntnissen sind keine Taten gefolgt ...

... vielleicht geht es ja umgekehrt und den Taten folgen die Erkenntnisse. Ich baue ein solides Haus für
meine Seele und hoffe, dass sie darin von ganz alleine
gesund wird. Ich trete mich gewaltig in den Hintern!
Statt ständig über mich selbst nachzugrübeln und mich
zu fragen, was falsch läuft – und warum. Und wieso ich
diesen Fehler gemacht und jene Chance nicht ergriffen
habe und was ich will im Leben. Das alles ist kein Thema
mehr. Natürlich kann ich in einem Monat mein Leben
nicht komplett ändern, aber ich kann zumindest mal damit anfangen. Bin ich in der Lage zu tun, was ich mir
vorgenommen habe? – Das ist die Frage.

Eine entscheidende Lektion
Eine halbe Stunde später stehe ich mit meiner Sporttasche auf einem U-Bahnhof. Es ist frisch heute früh, und
ich bin zu dünn angezogen. Ich fröstele und bin über-
müdet, der Zug kommt nicht. Fünfzehn Minuten Verspätung kündigt der Lautsprecher an. »Das wird doch
alles viel zu knapp und hektisch«, frohlockt mein innerer
Schweinehund, »geh nach Hause und leg dich wieder
hin. Morgen ist auch noch ein Tag ...« Natürlich bin ich
zum Sport gefahren. Wieder ein kleiner Sieg, der mich

stolz macht. Ein Erfolgserlebnis wie jede nicht gerauchte Zigarette, jedes nicht getrunkene Glas Rotwein. So ein Abend ohne Entspannungsdrink, ohne Fernsehen – der kann ja verdammt still und leer sein. Es gab üble Nächte, in denen die Gespenster und Ängste der Vergangenheit mich überfielen. Und es gibt Tage, an denen ich es nicht nur mit mir aushalte, sondern meine eigene Gesellschaft sehr genieße. Momente voller Klarheit, Frieden und Heiterkeit …

… und massenweise Rückfälle. Im Bürostress eine Zigarette geraucht, bei einer Party Wein getrunken, dem Kaffeeduft aus der Bäckerei erlegen … Das war's dann also mit der tollen »Arschtritt«-Offensive. Von wegen Durchhalten, was du dir vorgenommen hast. Nicht mal vier Wochen stark bleiben kannst du Schwächling …

Von wegen! Ich fang einfach noch mal von vorne an. Wenn ich an irgendeinem Punkt scheitere – beginnt »Arschtritt« von Neuem. Die vollen vier Wochen. Das habe ich so festgelegt, weil ich wusste, dass ich schwach werden kann – aber weil es letztlich keine Rolle spielt, wie viele Anläufe ich für ein Ziel brauche. Solange ich es nicht aus den Augen verliere. Es bringt mich selten weiter, um Niederlagen zu kreisen. Gestern war ich schwach – warum, ist unwichtig. Aber heute werde ich stark sein! So habe ich es mir vorgenommen, quasi der letzte Rettungsversuch eines Verzweifelten in einer neu aufkeimenden Depression. Eines Menschen, der alles hat, aber sich das Leben mit Hadern, Sinnkrisen und kräftezehrenden Beziehungsdramen zur Hölle macht. Ich setze große Hoffnungen in meinen »Arschtritt«, aber wie drastisch und grundlegend sich mein Leben am Ende tatsächlich verändern wird – das ahne ich nicht an diesem Morgen um 5.30 Uhr.

Um Niederlagen zu kreisen, bringt mich selten weiter.
Es spielt auch keine Rolle, warum ich gestern schwach war.
Heute werde ich stark sein!

Bestandsaufnahme

Rückblende: Verzagt und resigniert

4. Juli 2006 – London: Ich erinnere mich genau an diesen 47. Geburtstag in London. Die untergehende Sonne taucht das Häusermeer in blutrotes Licht. Ich sitze auf meiner Dachterrasse in Hampstead und halte ein Glas Sekt in der Hand. Ich sehe in der Ferne die Kuppel der St. Paul's Cathedral und das Riesenrad von London Eye, höre den Lärm der pulsierenden Großstadt und fühle mich ausgeschlossen und furchtbar allein. Selten hat sich mein Leben so falsch angefühlt. Als sich die Dunkelheit über London senkt, beginnt eine weitere finstere Nacht.

Am nächsten Morgen ist mein Kopf wattig und schwer, das Sodbrennen mörderisch. Die strahlende Julisonne verhöhnt mich. Zwei Flaschen Sekt habe ich an diesem einsamen Geburtstag heruntergekippt. Die dritte ist umgefallen und hat eine dunkle Lache auf Tisch und Parkett hinterlassen. Es stinkt nach abgestandenem Alkohol und kaltem Rauch. Ich zünde die erste Zigarette des Tages an und muss heftig husten. Aus dem Badezimmerspiegel blickt mir ein bleiches, teigiges Gesicht entgegen. Dunkle Augenringe und bittere Falten um die Mundwinkel. Über dem Unterhosenbund wölbt sich eine unansehnliche Wampe. Ich fühle mich müde, kraftlos und unendlich alt, bin verzagt und resigniert, wenn ich an den langen Tag denke, der vor mir liegt.

Vor fast genau einem Jahr sind in London vier Bomben explodiert. 55 Menschen starben in der U-Bahn und in einem Doppeldeckerbus. Eine zweite Anschlagswelle konnte vereitelt werden. Die Polizei erschoss einen Unschuldigen als vermeintlichen Selbstmordattentäter. Ich war nicht nur Reporter – sondern auch Teil dieser Stadt. So schockiert und gelähmt wie alle anderen. Die U-Bahn prägt das Leben in London. Jeder hasst sie, weil sie verrottet und unzuverlässig und für den Transport von Menschen eigentlich ungeeignet ist. Aber sie ist die Lebensader dieser Stadt, deren Bewohner nie in die Höhe gebaut haben, und die sich deshalb so unendlich weit ausdehnt. In der das ganze Leben permanent um die Frage kreist, wie man von A nach B kommt. Viele Stunden in jeder Woche verbringe ich zusammengepfercht mit wildfremden Menschen in stickigen U-Bahn-Waggons. Im Sommer wird es bis zu 60 Grad heiß – der Schweiß meines Nachbarn tränkt mein Hemd. Manchmal bleibt der Zug für unbestimmte Zeit im Tunnel stecken. Oder wird umgeleitet auf eine andere Strecke. Oder die ganze Linie wegen Bauarbeiten gleich ganz eingestellt für Stunden, Tage – manchmal Wochen. Ich habe schon Tränen vergossen wegen London Underground. Sie hat die Macht, meine Pläne zu zerstören. Sie bestimmt mein Leben. Einen Großteil des Tages verbringe ich unter der Erde. Eine der Bomben hätte genauso gut mich treffen können … Ich berichte wie am Fließband – aber ich empfinde es nicht als Last, weil es mir wichtig ist, all das zu erzählen. Die Gelassenheit, mit der die Menschen hier auf den Terror reagieren: Wir alle – Christen, Moslems, Hindus, Weiße, Schwarze, Asiaten – sind Londoner und widerstehen gemeinsam der Bedrohung. »Ihr könnt uns unsere Lebensart nicht kaputt bomben«, sagt die Queen, und ich bin stolz und voller Bewunderung für sie und möchte, dass es alle erfahren, was in dieser tief getroffenen, aber ungebrochenen Stadt vor sich geht.

Zwei Wochen lang habe ich beinahe rund um die Uhr berichtet. Fast 400-mal war ich mit Reportagen und Live-Gesprächen auf Sendung. Es deprimiert mich, wenn ich zurückdenke an diese hektische, aufreibende, adrenalinschwangere Zeit und mit wie viel Energie, Souveränität und professionellem Stolz ich meinen Job gemacht habe. Weil es gerade mal ein Jahr her ist und doch so unendlich weit weg und irreal scheint. Heute bin ich nur noch kraftlos und unsicher. Wo ist sie geblieben – die Euphorie, mit der ich nach London kam? Mein Traumjob, seit ich als junger Lokalreporter im Nordhessischen über Kaninchenzüchter berichtete. Wo ist die Neugier auf dieses Land und seine Leute, die ich so liebe? Zurzeit wurstele mich so durch, mit lustloser Routine. Bin froh, dass mich niemand sieht, wenn ich zuweilen unrasiert und mit verquollenen Augen vor dem Mikro sitze. Ich habe Albträume, in denen der Premier zurücktritt oder Prinz Harry wieder Unfug anstellt und ich als Reporter peinlich versage. Mich live im Radio blamiere. Ich bin fahrig und unkonzentriert, und meine Gedanken verlieren sich ziellos im Nichts. Wenn das Telefon klingelt, erschrecke ich. Ich zehre von dem Kapital, das ich aufgehäuft habe, seit ich »Holger Senzel – London« als Marke etablierte. Wann wird es aufgebraucht sein? Wann werde ich einen kapitalen Fehler machen? Es ist brütend heiß draußen, aber mir schlottern die Glieder. Mir ist schlecht. Ich weiß nicht, wovor ich mehr Angst habe: dass alles mit einem großen Knall zusammenbricht – oder dass es jetzt einfach immer so weitergeht …

Einsam ist uncool
Meiner Freundin erzähle ich nichts davon. Ich schäme mich. Britta lebt in Hamburg, und wir sehen uns etwa alle zwei Wochen. Inzwischen strengt mich das furchtbar an. Mich präsentabel herrichten, Blumen, Essen, Kino – das volle Programm. Den aufmerksamen Liebhaber geben, statt mit dem Sixpack Bier vor dem Fernseher abhängen und den Sonntag im Bett verdösen. Wenn wir uns am Montagmorgen verabschieden, fällt jedes Mal eine Last von mir ab. Der unbeschwerte Zauber der Verliebtheit ist bedrückendem Schweigen gewichen. Wir belauern uns, ich bin auf der Hut, wenn sie mich anspricht. Spüre den Groll, der sich auf Nebenkriegsschauplätzen entzündet. Britta vermisst die gemeinsame Perspektive, das ständige Pendeln zwischen Hamburg und London zermürbt sie. Mir ist es eigentlich ganz lieb so, aber das sage ich nicht. Ich weiche aus, drücke mich um Klarheit, fühle mich deshalb schuldig und nehme ihr das übel. Aber solange ich eine Freundin habe, muss ich mir wenigstens nicht eingestehen, wie einsam ich bin.

Ja, ich bin einsam in London. Jetzt ist es raus. Ich mag das normalerweise nicht zugeben, nicht mal mir selbst gegenüber – weil »einsam« das allerletzte Loserwort ist. Du kannst unglücklich, überfordert, depressiv sein – aber bitte nicht einsam.

Ich bin einsam! Jetzt ist es raus. Ich würde das normalerweise nie zugeben, nicht mal mir selbst gegenüber – weil »einsam« das allerletzte Loserwort ist. Du kannst unglücklich, überfordert, depressiv sein – aber bitte nicht einsam.

Ich telefoniere auch kaum noch mit meinen Freunden in Deutschland. Anfangs habe ich es genossen, wie sie mich um mein Leben in London beneideten. *Swinging London* – wo die Post abgeht und der Beat und das Leben toben und sich alle köstlich amüsieren. Alle – außer mir. Und dann sagen sie, dass sie jetzt leider auflegen müssen, weil am Elbestrand eine Grillparty steigt. Und Holger geht mit Tränen in den Augen zum Kühlschrank und holt sich ein Bier. Prost! Es ist nicht so, dass ich allein in der Bude hocken müsste. Es gibt schon Kollegen, mit denen ich ab und zu ausgehe. Ein paar Bier im Pub, Gespräche über Job, Land, Politik und Wetter – aber nichts Persönliches. Ich kann das im Moment nicht. Ich brauche nicht noch eine Theaterkulisse …

Ich setze mich mit meinem eiskalten Bier auf den Balkon. Auf dem eisernen Gartentisch liegt der Vorabdruck der Robbie-Williams-Biografie *Feel*. Am Montag werden Scharen kreischender Teenies die Buchläden stürmen, und ich werde darüber berichten müssen. Und deshalb muss ich diesen Schwachsinn lesen. Damit ich den Hörern der Popsender schon vor dem Erscheinen verraten kann, was drinsteht. Er hat halt eine Menge Frauen flachgelegt und Musik gemacht, war süchtig nach Applaus, nahm Drogen – und wusste deshalb selbst nicht, wer er war. Das Übliche: Geld und Ruhm machen auch nicht glücklich, wenn man sich selbst nicht findet. Elton John hat ihm das Leben gerettet und ihn zum Entzug gebracht. Der umjubelte Star schreibt von Selbstzweifeln, Sucht nach Anerkennung, finsterer Leere und schwarzer Traurigkeit. Aber statt mich ihm näher zu bringen, macht es mich wütend. Soll er doch aidskranke Kinder in indischen Waisenhäusern pflegen, wenn ihm denn partout ein Sinn im Leben fehlt! Aber das ist natürlich nicht so schick, wie sich von Elton John in die Entziehungsklinik bringen zu lassen. Zum ersten Mal an diesem Tag muss ich herzlich lachen. Als ob ich wirklich Grund hätte, am Leben zu leiden.

Unendliche Mühsal
Vielleicht bin ich auch bloß neidisch. Weil ich meiner lähmenden Schwermut nicht nachgeben darf. Mich maßlos überfordert fühle vom Leben und mir selbst. Mir die Bettdecke über den Kopf ziehen und mich verkriechen möchte, aber irgendwie doch funktionieren muss, damit es nicht auffällt. Ich kann mir keine zweite Krise leisten. Weil sich natürlich jeder sofort wieder an meinen Zusammenbruch vor sechs Jahren erinnern würde. Ja, ich weiß, psychische Probleme sind keine Schande und genauso ernst zu nehmen wie körperliche Verletzungen. Ich habe genug Therapien gemacht, um das zu verinnerlichen. Ich habe diesen Zusammenbruch als Teil meines Lebens akzeptiert, habe nichts verdrängt. Nicht pechschwarz und finster fühlte sich die Depression an, sondern bleigrau

und konturlos. Kein tiefes Loch, sondern eine endlose Ebene dumpfer Resignation und Niedergeschlagenheit. Den Tod meiner Mutter oder die Diagnose »Krebs« hätte ich damals achselzuckend zur Kenntnis genommen, aber über den kaputten Fernseher habe ich bittere Tränen vergossen. Dabei war nur der Stecker rausgezogen – aber so weit konnte ich nicht mehr denken. Schon das Aufstehen bereitete mir unendlich quälende Mühsal – bedrohlich breitete sich der Tag vor mir aus. Beim Betreten des Funkhauses bekam ich Schweißausbrüche. Versteckte mich im Büro, ignorierte das Telefon – glasklar sah ich die Katastrophe kommen. Zu Hause türmte sich ungeöffnete Post; Telefon-, Strom- und andere Rechnungen oder Mahnungen. Vermutlich würde ich bald im Dunkeln sitzen, aber es überstieg meine Kraft, ein paar Überweisungen auszufüllen. Als wäre sämtliche Energie aus mir herausgesaugt. Wie in einem dieser Albträume, in denen du laufen willst und deine Füße tonnenschwer am Boden kleben …

Den Tod meiner Mutter oder die Diagnose »Krebs« hätte ich damals achselzuckend zur Kenntnis genommen, aber über den kaputten Fernseher habe ich bittere Tränen vergossen. Dabei war nur der Stecker rausgezogen – aber so weit konnte ich nicht mehr denken.

Ich habe kein Problem, darüber offen zu reden. Ich bin stolz darauf, dass ich mich zurück ins Leben gekämpft habe. Letztlich ist es eine Erfolgsgeschichte, für die ich Respekt erfahren habe. Aber wenn einem so etwas zum zweiten Mal passiert, stellt sich die Frage nach der Belastbarkeit – da sollte man sich nichts vormachen.

Was wäre denn so schlimm daran?

Was wäre denn so schlimm daran, eine andere Arbeit zu haben? Ich höre förmlich meinen Therapeuten in der Klinik. Mein Leben war ein Trümmerfeld, die Zukunft ein schwarzes Loch, und Dr. B. sagte mir, persönliches Glück müsse ich unabhängig von meiner beruflichen Position finden. Also, überspitzt formuliert, auch dann Zufriedenheit finden, wenn ich beim NDR den Hof kehre. Doch so sehr ich dem Hofkehrer wünsche, dass er mit sich im Reinen ist – ich wäre es nicht mit seinem Job. Das ist keine Geringschätzung, ich bewundere Leute, die zufrieden damit sind, ihren Achtstundenjob abzureißen und ihre Energie in ein erfülltes Privatleben zu stecken. Aber Beruf war für mich immer mehr als Broterwerb. Ein wesentlicher Grundpfeiler von Lebenszufriedenheit. Ich bin Journalist – das ist nicht nur eine Jobbeschreibung, sondern ein Stück Identität.

Depression und reale Probleme

Ich hatte nach meinem Zusammenbruch nicht die geringste Ahnung, wie es weitergehen sollte. Zunächst war ich dankbar für den Schutz, den die Klinik bot. Vor Fragen, Auseinandersetzungen und sonstigen Problemen aller Art. »Narzisstische Depression«, das war die Diagnose, die mich mit meinen Mitpatienten verband.

Dr. B. eröffnete unsere Therapiestunde jedes Mal mit derselben Frage: »Wie fühlen Sie sich?«

»Erschöpft – müde – am liebsten wäre ich heute Morgen im Bett geblieben ...«

»Hm – warum haben Sie's dann nicht getan?«

»Weil ich um 9.15 Uhr einen Termin bei Ihnen habe.«

»Sie meinen, weil es von Ihnen erwartet wurde? Nicht weil es Ihnen ein Bedürfnis war, mit mir zu sprechen?«

»Nein, weil es für mich selbstverständlich ist, dass ich Termine, die ich selbst vereinbart habe, verlässlich einhalte. Mit Lust oder Bedürfnissen hat das nichts zu tun.«

»Dann beantworten Sie doch meine Frage: Warum sind Sie nicht liegen geblieben, wenn es ihr Bedürfnis war?«

»Ich sagte Ihnen bereits …«

»Nein, Sie haben von Verlässlichkeit gesprochen, das kann ich verstehen. Aber Sie hätten die Schwester bitten können, den Termin abzusagen.«

»Herr Dr. B., ich habe mich aus freien Stücken zu dieser Therapie entschieden – weil ich etwas ändern will und nicht im Bett liegen.«

»Aber möglicherweise wäre es Ihnen besser gegangen damit, im Bett zu bleiben – und genau darum geht es doch hier. Ausschließlich um Sie. Und nicht darum, dass ich auf Sie warte …«

Vorspiel

»Ich mache jetzt eine Therapie!«
Das verkündete ich einst stolz. Fest entschlossen zur
Veränderung. Bereit, den Dingen auf den Grund zu gehen. Ein Glaubensbekenntnis. Therapie als Ersatzreligion
unserer Zeit – nur dass wir nicht Gott suchen, sondern
uns selbst. Ich war jahrelang treuer Jünger. Immer, wenn
mein Leben an einen toten Punkt gelangte, machte ich
eine Therapie. Wenn eine Liebe zerbrach, die mit so viel
Hoffnung begonnen hatte. Wenn mir berufliche Probleme über den Kopf wuchsen. Wenn alles öde, mühselig
und sinnlos erschien, wenn ich mich leer, ausgebrannt
und niedergeschlagen fühlte, dann suchte ich immer
wieder Rettung in der Therapie.

Und ich war jedes Mal wieder aus tiefstem Herzen
davon überzeugt, dass ich sie fand. Weil ich endlich begriff, woher meine Ängste kamen und warum ich immer
wieder dieselben Fehler machte. Welch unheilvolle Saat
da in meiner Kindheit ausgelegt worden war, die mich
hinderte, glücklich zu sein. Meine Seele mit all ihren Verletzungen und Bedürfnissen öffnete sich vor mir und ließ

wenig Zweifel daran, was sie brauchte, um zu gesunden. Es war so klar! So einfach! Die Erkenntnis erfüllte mich wie ein Rausch. Doch schon bald kam der Katzenjammer. Was ich mir unter zustimmendem Nicken meines Therapeuten so schön ausgemalt hatte, funktionierte im echten Leben einfach nicht. Die Welt mit ihren konkreten Problemen und Herausforderungen schert sich herzlich wenig um Bewusstseinsprozesse. Sehr bald hatte ich mich wieder in genau jenen Teufelskreis aus Lügen und Selbstbetrug verstrickt, dem ich durch die Therapie zu entkommen gehofft hatte.

»Was soll ich tun?«, fragte ich Therapeut Nummer zwei, drei und vier – und es kam jedes Mal die von eindringlich-anteilnehmendem Blick begleitete Gegenfrage: »Was glauben Sie denn, was Sie tun sollten?«

Ich kannte die Antwort! Und machte trotzdem immer wieder dieselben Fehler. Tat eine Menge Dinge, von denen ich schon vorher wusste, dass sie mir ganz und gar nicht guttun würden. Obwohl ich es besser wusste. Obwohl es sich schlecht anfühlte. Obwohl ich es anders wollte. Nicht an Erkenntnis mangelte es mir – sondern an der nötigen Kraft zur Veränderung.

»Sie sind auch liebenswert, wenn Sie schwach sind«, sagten meine Therapeuten. Sie hätten mir lieber einen Weg zeigen sollen, wie man stark wird.

Meine Therapie-Karriere

Arbeit an mir selbst?

Meine erste Therapie habe ich mit 32 gemacht. Ich hatte heftigen Liebeskummer, sah keinen Sinn mehr im Leben, und ein Freund schlug vor: »Vielleicht solltest du mal 'ne Therapie machen!« Eine Menge Leute aus meinem Bekanntenkreis machten eine Therapie. Es galt als mutig: Nicht mehr weglaufen, sondern sich den eigenen Schwächen stellen. Leute, die eine Therapie machten, fühlten sich den anderen überlegen, weil sie hinter die Dinge schauten. Mal ein bisschen genauer hinsahen bei sich selbst. Und so sprachen wir über meinen Liebeskummer in der ersten Therapiestunde. Ich glaubte, daran zu zerbrechen. Meine große Liebe hatte mich verlassen, nachdem ich sie nach Strich und Faden belogen und betrogen hatte. Ich begriff, dass dies alles sehr viel mehr mit mir als mit der Frau meines Herzens zu tun hatte.

Dennoch hinderte mich meine Erkenntnis nicht, solche kräftezehrenden Liebesdramen nebst therapeutischer Aufarbeitung im Laufe der kommenden zehn Jahre noch mehrfach zu inszenieren – mit gesteigerter Intensität, versteht sich. Und es wundert mich heute schon sehr, dass nicht eine oder einer meiner Therapeuten mal gesagt hat: »Finden Sie nicht, dass es langsam mal Zeit wäre, erwachsen zu werden?« Stattdessen haben wir nach den Ursachen meines selbstzerstörerischen Verhaltens geforscht. Haben in meiner Kindheit und frühen Jugend und in meinem Elternhaus gesucht – und sind fündig geworden. Ich lüge und betrüge, weil ich Liebe und Anerkennung suche – sehr verkürzt gesagt. Aber wir hatten ja damals auch 25 Therapiestunden Zeit.

Meine Freunde dagegen sagten es mir in aller Deutlichkeit: Dass ich unreif und rücksichtslos auf den Gefühlen anderer herumtrampelte und mich nicht wundern müsste, dafür die Quittung zu bekommen. Aber das wollte ich nicht hören. Ich war schon zu süchtig nach meinem wöchentlichen Seelenbad. Und so sehr es mich deprimierte, dass der einzige Mensch, der mich noch ernst nahm und mir zuhörte, dafür bezahlt wurde, so hatte ich gleichzeitig regelrechte Panik vor dem Moment, in dem meine Krankenversicherung keine weiteren Stunden mehr bezahlen würde.

Ich wäre eher aufgewacht, wenn Therapeuten mir klare Grenzen gezeigt hätten, mir nicht alles hätten durchgehen lassen. Wenn mal eine oder einer von ihnen gesagt hätte: »Es reicht, Herr Senzel!« So wie der englische Psychologe, der seine Patientin rauswarf, weil sie sich nicht scheiden ließ. In dieser Zuspitzung machte diese Geschichte Schlagzeilen in der Boulevardpresse. Dabei hat er im Grunde sehr verantwortlich gehandelt, als er sagte: »Sie wissen seit 20 Therapiestunden, dass Sie Ihre kaputte Ehe unglücklich macht. Wenn Sie keine Konsequenzen ziehen, kann ich Ihnen auch nicht helfen.« Immerhin hat er sich so selbst eine sichere Einkommensquelle verschlossen. Das hat mir imponiert.

Zeitweise war die Sitzung beim Therapeuten der Höhepunkt meiner Woche. Sie brachte ein Stück Licht in das dunkle Chaos meines Lebens und vermittelte mir das Gefühl, doch eigentlich ganz in Ordnung zu sein, so, wie ich war. Dabei war ich ein Kind – ein fast 40-jähriges. Mogelte mich durchs Leben, entzog mich jeder Verantwortung und betrachtete die Welt als meinen Spielplatz. Manchmal machte ich ein Spielzeug kaputt – und dann heulte ich und tat mir leid. »Warum sind Sie eigentlich immer so gnadenlos zu sich selbst?!«, fragte eine meiner Therapeutinnen des Öfteren. Die Therapie trug mich auf dieser warmen Woge des Verstehens und Verstandenwerdens. Ich freute mich schon Tage vorher auf die Bühne, die sie mir bot, überlegte, was mir wichtig war, was ich unbedingt loswerden wollte – und wie ich es am geschicktesten in diese exakt 60 Minuten hineinpacken könnte. Und jedes Mal endete die Stunde mit dem Versprechen meines Therapeuten: »Ja – ich denke, das sollten wir nächstes Mal vertiefen …«

Tatsächlich hat mich die Therapie mehr und mehr geschwächt, das Wühlen in alten Wunden viel Kraft gekostet. Jede Niederlage und Enttäuschung wurde zum großen Lebensthema – statt einfach mal die Zähne zusammenzubeißen und sie wegzustecken, weil Verletzungen und Niederlagen zum Leben nun mal dazugehören.

»Sie sind auch liebenswert, wenn Sie schwach sind«, sagten meine Therapeuten immer. Das mag sein. Aber es wäre mir lieber gewesen, sie hätten mir einen Weg gezeigt, wie man stark wird. Tatsächlich hat mich die Therapie mehr und mehr geschwächt, das Wühlen in alten Wunden und vergangenen Niederlagen viel Kraft gekostet. Jede Niederlage und Enttäuschung wurde zum großen Lebensthema – statt einfach mal die Zähne zusammenzubeißen und sie wegzustecken, weil Verletzungen und Niederlagen zum Leben nun mal dazugehören.

Immer tiefer in die Depression
Ich habe nie verstanden, was damals geschehen ist, als ich immer tiefer in die Depression gerutscht und irgendwann zusammengebrochen bin. Als hätte jemand mein Hirn neu verschaltet. Plötzlich fand ich nicht mehr vom Funkhaus nach Hause. Irrte stundenlang mit wachsender Verzweiflung durch die Stadt, obwohl ich die Strecke seit Jahren jeden Tag fuhr. An der Supermarktkasse überfiel mich aus dem Nichts die große Panik, ich musste fliehen. Ich vergoss Tränen der Verzweiflung über einen kaputten Wasserkocher, mein Hirn fraß sich fest an dem Tee, den ich unbedingt kochen musste. Hörte nicht mehr auf zu schluchzen, aber kam nicht auf die Idee, dass man Wasser auch in einem Topf auf dem Herd erhitzen kann. Essen war viel zu anstrengend, wo Bier doch auch sättigte. Am Ende wog ich noch 65 Kilo bei 1,88 Metern Körpergröße. Trotzdem funktionierte ich noch irgendwie. Quälte mich morgens aus dem Bett und zog mich mit unendlicher Mühe an, um einen weiteren trostlosen,

rabenschwarzen Tag hinter mich zu bringen. Und danach eine end- und schlaflose Nacht …

Bis zu diesem einen Morgen als verantwortlicher Redakteur für die Frühsendung. Der wichtigsten Sendung des ganzen Tages fürs Radio. Mir war schlecht vor Panik, und mir stand der Schweiß auf der Stirn. Wie im Matheunterricht, wenn ich an der Tafel stand und keine Ahnung hatte, was der Lehrer von mir wollte. Dieses Mal hatte ich keine Ahnung, welche Nachricht wichtig und wie sie zu platzieren war, weil ich seit Wochen schon weder Zeitungen las noch Nachrichten hörte. Ich hatte nächtelang kein Auge zugetan und sah die Welt wie durch einen Nebel. All die irritierten, fragenden, erwartungsvollen Blicke. Und niemand sprach mich auf meinen Zustand an. Die Kollegen haben mich einfach ignoriert für den Rest der Schicht und die Sendung ohne mich gemacht. Ich hätte in den Boden versinken können vor Scham. Mit tränenden Augen bin ich aus dem Funkhaus geflohen. Ich würde nicht fähig sein, je wieder einen Fuß hineinzusetzen, davon war ich überzeugt. Ich fühlte mich auf ganzer Linie geschlagen. Trost-los im Wortsinne. Denn da war niemand, dem ich mich anvertraut hätte. Die Scham war zu groß. Ich fühlte mich schuldig, als Versager. Zwei Wochen zuvor hatte mich meine Freundin verlassen – die ganz große Liebe, dachte ich. Ich marterte mich mit Selbstvorwürfen, weil ich in meinem Tunnel nicht gesehen hatte, wie weit wir auseinanderdrifteten. Nach der fürchterlichen Konferenz wollte ich in ein Bordell fahren. Dabei war der Gedanke an Lust völlig abwegig. Keine Ahnung, was mich trieb und was ich suchte – in der kruden Logik, die damals Besitz von mir ergriff, mochte das alles schlüssig sein. Und ebenso folgerichtig wertete ich mein »Kneifen« als weiteren Beleg des absoluten Losertums. Nicht mal das traute ich mich … Ich hatte mir dann ein Prepaid-Handy gekauft und mein Diensthandy ausgeschaltet – damit der NDR mich nicht orten konnte. Mir war das bitterernst! Ich fühlte mich hilflos gefangen in einem riesigen, klebrigen Netz und wartete auf die Spinne.

Ich war ziemlich neben der Spur. Irgendwann mischt ja auch der Körper in der Psyche mit und bildet keine stimmungsaufhellenden Hormone mehr. Und du kannst gar nicht anders, als alles nur noch grau und schwarz zu sehen. Aber bis dahin ist es ja ein langer Weg. Und vielleicht hätte irgendein noch so kleines Erfolgserlebnis in diesem Konglomerat aus Niederlagen, Scheitern und Versagensängsten die Abwärtsspirale stoppen können. Bevor ich regungslos unter dem Gerüst lag und ängstlich zuschaute, wie eine Strebe nach der anderen einknickte. Was war Ursache und was Wirkung? Waren berufliche Krise und private Trennung Auslöser der psychischen Erkrankung oder Folgen?

Als ich mir an diesem sonnigen Mai-Nachmittag den Lauf meines Jagdgewehres in den Mund steckte, fühlte ich mich erstmals seit Monaten wieder heiter und gelöst. Das erdrückende Gefühl der Machtlosigkeit war vorbei: Mit einem sanften Druck des großen Zehs auf den Abzug konnte ich das Elend beenden.

Was ist Ursache, was Wirkung? Waren berufliche und private Krisen Auslöser oder Folgen meiner Depression?

Ich habe mich nicht erschossen. Ich habe eine Psychologin angerufen, bei der ich früher einmal in Therapie gewesen war. Ich bin nicht sicher, ob ich diesen Nachmittag überlebt hätte, wäre mein Hilferuf ins Leere gegangen. Oder ob ich nicht irgendwann doch den Zeh gekrümmt hätte in meiner Verzweiflung und meiner Angst vor dem nächsten Tag. Ich wollte nicht sterben, da bin ich ganz sicher. Ich hatte den Lauf im Mund und fragte mich, ob ich den Knall noch hören würde. Ob ich Schmerz spüren würde, wenn das Geschoss mein Gehirn zerfetzte. Wer mich wohl finden und was ich ihm mit meinem Anblick antun würde. Und dass mein Sohn sein Leben lang erzählen würde, dass sich sein Vater erschossen hat, als er fünf Jahre alt war. Ich wollte nicht sterben – aber ich wusste nicht mehr, wie ich weiterleben sollte. Ich bin überzeugt, dass es den meisten Selbstmördern so geht und die Frage von Leben oder Tod womöglich oft nur davon abhängt, ob jemand den Telefonhörer abhebt …

Manchmal hängt die Frage von Leben oder Tod vielleicht wirklich nur davon ab, ob jemand ans Telefon geht …

Ich fühlte mich außer Gefecht gesetzt. Sechs Wochen krankgeschrieben. Fürs Erste. Ich schluckte Antidepressiva, aß regelmäßig und nahm wieder zu. Dreimal wöchentlich ging ich zur Therapie, ansonsten hatte ich nichts zu tun und sehr viel Zeit, an der Rückeroberung meiner Ex zu arbeiten. Liebes-CD, Blumen, Briefe – das volle Programm. Nächtelang habe ich wie ein Besessener Seite um Seite mit Schwüren und Versprechungen gefüllt, von denen ich im selben Moment, da ich sie niederschrieb, ahnte, dass ich sie kaum würde erfüllen können. Ich war bereit, mich bis zur Bruchlast zu verbiegen. Und dreimal wöchentlich sprach ich in meiner Therapie darüber, mich selbst zu finden. Zu mögen. Zu meinen Bedürfnissen und Schwächen zu stehen. Mich weniger abhängig zu machen von der Anerkennung anderer. Vormittags analysierte ich mein selbstzerstörerisches Treiben, und nachmittags rief ich meine Ex bei ihrem neuen Freund an. Tief im Innern davon überzeugt, dass mein Leben wieder in Ordnung käme, wenn ich nur diese Frau zurückgewönne. Ich habe mich nicht mehr mit Freunden getroffen, keine Bücher mehr gelesen, meinen Sohn vernachlässigt. Außer ihr alles andere aus meinem Denken und Dasein verdrängt. Ich habe Stunden an Rückeroberungsstrategien gefeilt und sie ihren vermeintlichen Wünschen angepasst. Und die ganze Zeit über war ich in therapeutischer Behandlung.

Ja, ich weiß, dass ich selbst für den Erfolg einer Therapie verantwortlich bin. Oder Misserfolg, wenn ich den Therapeuten und damit mich selbst belüge oder mich nicht wirklich einlasse. Aber wenn genau diese getrübte Selbstwahrnehmung Teil meines Problems ist – was dann? So einfach sollte es sich einmal ein Chirurg machen: Wenn Ihr neues Hüftgelenk schmerzt, sind Sie selbst schuld … Natürlich stimmte da in erster Linie bei mir was nicht – wenn ich all die klugen Therapie-Erkenntnisse über Jahre in den Wind schlug. Doch genau deshalb war ich ja zum Therapeuten gegangen: Weil mir bewusst war, dass da was mit mir nicht stimmte. Und zum nächsten und übernächsten, bis ich irgendwann in der Klinik gelandet bin. Um mich all den Ängsten zu stellen, vor denen ich Jahre davongelaufen bin. Krise als Chance. Um danach mit denselben Lügen, Dramen und dem Selbstbetrug einfach weiterzumachen. Und es ist mir nicht einmal aufgefallen, dass in meinem Leben alles beim Alten blieb. In jedem Abschlussgespräch habe ich aus tiefstem Herzen bestätigt, dass es mir schon sehr viel besser ginge und ich eine Menge mitgenommen hätte. Wieder eine erfolgreiche Therapie in der Bilanz. So erhält sich das System am Leben. Schön, dass wir mal darüber geredet haben …

Ich habe über viele Jahre mein ganzes Leben quasi therapisiert. Mich ständig gefragt, was meine Bedürfnisse sind, ob ich nah genug bei mir bin oder ob dieser und jener Mensch für mich gut ist. Ich war so sehr mit mir selbst und meinen Seelenzuständen und Verletzungen beschäftigt, dass ich kaum noch in der Lage war, andere Menschen wahrzunehmen. Ich machte mich lächerlich mit peinlichen Frauengeschichten und merkte es nicht. Bin immer nur um mich selbst und meine Befindlichkeiten gekreist, habe Stunde um Stunde neue Verletzungen hervorgekramt – wobei es doch schlicht um den Ausgleich von Interessen gegangen wäre. Ich habe gelogen und betrogen und bin im Gefühlsleben anderer Menschen herumgetrampelt. Ich habe mich im Beruf illoyal verhalten. Ich habe mich – um ein altmodisches Wort zu benutzen – schlicht unanständig benommen. Trotzdem hielt ich mich im Grunde meines Herzens für einen guten Kerl mit den besten Absichten. Die Therapie bewies den festen Willen, diesen anständigen Kern freizulegen. Ich tat ja was: Ich arbeitete an mir. Ich hielt die Reflexion schon für Aktion. Saß nicht einfach im Sessel herum und quatschte, sondern »arbeitete« meine Probleme auf. Analysierte gründlich und von allen Seiten einen unbefriedigenden Zustand – um dann ohne schlechtes Gewissen darin zu verharren.

Tatsächlich hat meine »Arbeit« nichts bewegt, nichts gelöst. Mein Bewusstsein aber hat sich verändert. Meine Perspektive auf die Dinge verschoben. Weil ich den Lösungsansatz für sämtliche Probleme und Konflikte ausschließlich in meinem Inneren suchte. Aber irgendwann trifft dich der Schock, wenn sich an den realen Problemen nichts geändert hat. Wo du doch drei Monate intensiv an dir »gearbeitet« hast.

Ich habe gelogen und betrogen und bin im Gefühlsleben anderer Menschen herumgetrampelt. Trotzdem hielt ich mich im Grunde meines Herzens für einen guten Kerl mit den besten Absichten. Die Therapie bewies den festen Willen, diesen anständigen Kern freizulegen. Ich tat ja was: Ich arbeitete an mir.

Als ich kurz nach meinem 40. Geburtstag einen Nervenzusammenbruch erlitt, hielt ich das lange für die Krise in der Mitte des Lebens. Die Folge von Karriereknick und Trennung. Heute bin ich überzeugt, dass die berufliche Sackgasse und das Scheitern meiner Beziehung nicht der Anfang der Krise, sondern das Resultat dieses Prozesses waren, in dem ich mehr und mehr um mich selbst kreiste und am Ende meine Position völlig falsch einschätzte, und dass die Therapeuten meinen Weg in die Depression nicht nur begleitet, sondern ihn mir geradezu geebnet haben. Indem sie einen labilen Menschen, der Hilfe in der Psychotherapie suchte, darin bestärkten, sich etwas vorzumachen und ein falsches Selbstbild zu entwickeln.

Ich unterscheide hier bewusst nicht zwischen verschiedenen Therapiemethoden. Ich bin kein Doktor – ich war der Kranke und blicke heute zurück auf zehn Jahre weitgehend nutzlose Therapie. Ich bezweifle, dass dies anders wäre, wenn ich außer geredet, gemalt und mich in der Gruppe ausgetauscht auch noch geknetet, getanzt oder Körpertherapie gemacht hätte, ob ambulant oder in der Klinik.

So ganz passte es nie

Ich fand die Sitzungen sehr vorhersehbar. Ich wusste genau, was ich sagen musste, um eine bestimmte Reaktion zu bekommen, es fand sich immer irgendeine Schublade. Nichts war falsch – aber so ganz passte es nie. *Hallo, hören Sie mir überhaupt zu?* Ich habe mich das oft gefragt, wenn der Therapeut oder die Therapeutin mich mit aufmunterndem Kopfnicken aufforderten, fortzufahren und an den richtigen Stellen fragte, wie sich etwas für mich anfühlte. Ob er oder sie dabei nicht an seine abendliche Essenseinladung denkt? Und dass er oder sie noch Basilikum kaufen muss, weil diese Pasta ohne Basilikum fade schmeckt, und dass ein Barolo möglicherweise besser passt als ein Bordeaux … Manchmal habe ich Widersprüche eingebaut, um das zu testen – aber sie sind mir nie in die Falle gegangen. Gut – sie hören also wirklich zu. Aber haben sie auch verstanden, worum es geht?

Es gibt keine guten und keine schlechten Erfahrungen – sondern nur wichtige. Welch ein Satz! Da muss man doch in die Knie gehen vor Ehrfurcht. Ich verdanke meinen Therapeutinnen und Therapeuten – neben meiner Oma – einen großen Schatz an Weisheiten und Zitaten für alle Lebenslagen, die stets passten, aber oft am Kern vorbeigingen. Wir fanden immer die richtige Antwort, aber häufig auf die falsche Frage. *Herr Senzel, vielleicht sollten Sie sich nicht immer fragen, was andere erwarten – sondern was Sie selbst wollen.* Als ob ich das je vergessen hätte. Natürlich gab es da dieses Bedürfnis, zu gefallen und geliebt zu werden, die Ängste und Selbstzweifel. Aber in Schwierigkeiten gebracht haben mich meistens Anmaßung, Überheblichkeit und Übermut. Mag sein, das sind zwei Seiten derselben Medaille. Aber muss ich denn wirklich immer wissen, warum ich ein Arschloch war – um damit aufhören zu können? Erklärungen sind oft Rechtfertigungen, sie nehmen ein Stück von der Last der Verantwortung. Und man kann darüber streiten, ob das Betrachten vergangener Niederlagen wirklich stark macht für neue Wege.

»Das einzige Gefühl, das ich bei Ihnen spüre, ist Wut«, sagte Dr. B. einmal. Ich fühlte mich von ihm alleingelassen mit meinen Existenzängsten. Das Gespräch mit meinem Arbeitgeber stand bevor, es sollte um meinen Wiedereinstieg in den Beruf gehen. »Sind Sie sicher, dass Sie sich dem schon aussetzen wollen?« – *Was heißt wollen, Herr Dr. B.?!* Ich hatte keine Wahl! Und er hätte mir ja vielleicht auch ein bisschen helfen können. Mir die Angst nehmen – indem er dieses Gespräch mit mir vorbereitet. Ja, ich weiß, das ist nicht seine Baustelle. Aber wieso eigentlich nicht, und was soll ich dann hier?

»Wissen Sie, dass Sie der einzige Patient sind, der sich nie mal von der Vertrauensschwester in den Arm nehmen lässt?!«

»Und was sagt Ihnen das über mich?«

»Ich frage mich einfach, warum es Ihnen so schwerfällt, irgendein Gefühl außer Wut zuzulassen. Trauer zum Beispiel …«

»Ich bin nicht traurig! Abgesehen davon lasse ich mich nicht gern von Fremden in den Arm nehmen, ich mag das nicht.«

»Weil Sie keine Nähe zulassen können …?«

Wer weiß das schon, und was spielt das auch für eine Rolle?

Chefredakteur, Betriebsarzt, die Leiterin der Personalabteilung – alle waren da, um mit mir über meine zukünftigen Aufgaben zu sprechen. Ich war für meinen Arbeitgeber das Problem, das es zu lösen galt – so sah ich das. Fühlte mich schuldig, suchte nach einem Vorwurf in den Blicken und Sätzen meiner Gegenüber. Aber da war nur freundliches Interesse. Natürlich, ich war schließlich psychisch krank …

Meine Kehle war wie zugeschnürt, ich spürte Schweißflecken unter dem Sakko wachsen. Was immer sie mir anböten, würde ich ohne Murren akzeptieren. Keinen Stress machen. Hatte keine Kraft für einen Konflikt, wüsste ohnehin nicht, was ich wollen sollte. Ich wollte da nur wieder raus und so schnell wie möglich zurück in die Klinik.

»Ich erlebe Sie so erstaunlich wutlos!«, sagte der Betriebsarzt zum Abschied.

Shiny, shiny light

Bei dem Stichwort »Abschied« fällt mir Ilses Abschieds-
party in der Klinik ein. Ihr Mann hatte sie verlassen, und
danach war sie depressiv geworden. Ich muss immer
grinsen, wenn ich an sie denke, obwohl das gemein ist,
weil Ilse schon ziemlich arm dran war. Keiner mochte sie.
Sie war übergewichtig, sprach mit schriller Stimme, trug
ausschließlich Rosa und schminkte sich auch die Wangen
rosa. Und weil Menschen nun mal gehässig sind, hatte
sie den Spitznamen »Ferkel«. Natürlich ist das nicht nett,
aber sie hat es ja geradezu provoziert.

Zu ihrem Abschied lud sie ihre Mitpatienten in den
Gemeinschaftsraum ein. Die Schwestern holten uns alle
aus den Zimmern und passten auf, dass sich auch keiner
drückte. Ilse dankte ihrem Therapeuten, weil er ihr Mut
gemacht hatte, sich zu trauen. Und dann fing sie an zu
singen! Ich habe den Fremdschämvorrat eines ganzen
Jahres in 20 unendlich langen Minuten verbraucht. Ich
habe »Ferkel« aus tiefstem Herzen gehasst, weil sie mich
zwang, an diesem entwürdigenden Schauspiel teilzuneh-
men. Ich stellte mir vor, meine Kollegen würden mich
sehen – Händchen haltend mit den anderen Patienten im
Kreis stehend, »shiny, shiny light« singend und dabei die
Arme hochreißend. Und in der Mitte saß »Ferkel« ganz
in Rosa mit einer Kerze in der Hand und traf keinen einzigen Ton.

Als ich schon dachte, ich hätte es überstanden, musste
jeder im Kreis eine Kerze nehmen, und »Ferkel« ging
herum und zündete sie eine nach der anderen an. Singend! Der klitzekleine Funke, der zur Flamme wird, sich
fortpflanzt, das »shiny, shiny light« meines Lebens. Wir

anderen Patienten haben uns mehrheitlich nur sehr mühsam beherrschen können, nicht laut loszuprusten. Wir
wollten »Ferkel« auch nicht entmutigen, wo sie sich doch
endlich getraut hatte – wir wussten ja schließlich alle,
wie wichtig so was für die persönliche Entwicklung sein
soll. Ist doch toll, dass sich Ferkel endlich mal was traut.
Also ich weiß nicht. Man stelle sich vor, sie bringt diese
Shiny-shiny-Nummer bei sich zu Hause, wenn Gäste da
sind, weil ihr Therapeut sie ermutigt hat, ihre Neigungen
auszuleben. Der lässt die arme Frau doch in ihr Unglück
rennen, statt ihr wirklich zu helfen. Wäre es nicht hilf-
reicher, ihr einmal ganz charmant zu sagen, dass sie sich
besser fühlen würde, wenn sie zehn Kilo abnähme und
zum Friseur ginge, und dass andere Farben ihr sehr viel
besser stünden als Rosa?

Aber jemand, der sich jede Woche die Macken und
Krisen Dutzender wildfremder Menschen anhört, hat
womöglich einen anderen Blickwinkel auf die Welt. Und
deshalb ruft er oder sie auch nicht »Stopp!« oder stößt
mich zu Boden, wenn ich auf einen Abgrund zulaufe.
Sondern fragt mich, ob ich mir das gut überlegt hätte …
Aber dann würde ich das wohl kaum machen, oder?
Wenn ich wüsste, was richtig und falsch ist, würde ich
nicht zum Therapeuten gehen und verzweifelt fragen:
Was soll ich tun? Und er oder sie fragt zurück: Was glauben Sie denn, was Sie tun sollten?

Reflexion bewegt nichts
Ilse war schneller wieder in der Klinik, als ich draußen war. Wie so viele. Weil sie nicht wirklich vorbereitet waren auf das Leben draußen. Wo der Wind zuwei-

len rauer weht und Dinge manchmal einfach gemacht werden müssen – egal wie »es« sich anfühlt. Und dann reicht mitunter schon ein kräftiges Lüftchen – Frust, Niederlage, Entäuschung –, um dich verängstigt in den sicheren Hafen zurückfliehen zu lassen. Wo du dich die nächsten Wochen weit weg von allen Alltagssorgen wieder ausschließlich um dich selbst kümmern kannst. Es ging in unseren Gesprächen so gut wie nie um Perspektiven nach unserem Klinikaufenthalt oder das Leben nach der Therapie. Die Krankheit führte gewissermaßen ein Eigenleben, und es gab eine Hierarchie des Leidens. Wenn ich unseren Speisesaal mit einem fröhlichen »Guten Abend« betrat, dann schaute mich garantiert eine der Altgedienten an und sagte mit vorwurfsvoller Grabesstimme: »Na, dir scheint es ja gut zu gehen.«

Um sich selbst kreisen
Meiner Mitpatientin Gerhild jedenfalls ging es ganz und gar nicht gut. Sie war eine beeindruckende Erscheinung. Fast 1,80 Meter groß, schlank, schön, ehemaliges Fotomodell. Sie hatte die ganze Welt bereist und viel Geld verdient, war bewundert und umschwärmt worden. Sie konnte geistreich und unglaublich witzig sein, wenn sie gut drauf war. Aber meistens war sie das nicht. Als ich sie kennenlernte, war sie bereits seit vier Jahren in Therapie und das dritte Mal in der Klinik. Ihre Depression hatte begonnen, als ihre Model-Karriere mit Mitte 30 geendet hatte. Sie sprach mit großer Verachtung und Wut von diesem Leben voller oberflächlicher Äußerlichkeiten – und war zugleich fassungslos und gekränkt, weil es vorüber war. Und völlig ratlos, was sie stattdes-

sen mit ihrem Leben anfangen könnte. Sie tat, was sie immer getan hatte: Sie drehte sich um sich selbst. Hatte keinerlei Interesse an ihrer Umwelt, das Leben außerhalb der Klinik empfand sie als Bedrohung. Sah es als großen Fortschritt, dass sie keine Erwartungen mehr erfüllte, sondern nur noch machte, was ihr guttat. Sie verkroch sich tagelang im Bett und tauchte dann völlig überraschend in großer Maske auf, hielt Hof und genoss die Bewunderung. Aber meist wandelte sie wie ein bleicher Geist durch die Gänge, mit Medikamenten zugedröhnt und kaum ansprechbar.

»Komm, Gerhild, lass uns mal raus ans Meer fahren«, schlugen ein paar von uns ihr einmal am Wochenende vor. »Du nimmst meine Probleme nicht ernst«, antwortete sie. Das tat nur ihr Therapeut. So lange, bis die Krankenkasse keine Therapie mehr bezahlte. Als ich sie das letzte Mal traf, lebte sie von Sozialhilfe. Austherapiert, am Ende. Ist das nun ein Erfolg? Und hätte es so weit kommen müssen?

Muss eine Therapie ihrem Patienten nicht womöglich mehr abfordern? Durfte man Gerhild erlauben, so ganz und gar in sich selbst zu versinken? Bräuchten Menschen in Lebenskrisen nicht viel eher einen ganz pragmatischen Lebenscoach, der sie an der Hand nimmt und auch mal anstupst, damit sie wieder Tritt fassen? Ich habe mich oft gefragt, warum Dr. B. mir vorschlug, liegen zu bleiben – statt mir beim Wiedereinstieg in das Leben »danach« zu helfen? Etwa dabei frühzeitig den Kontakt zu meinem Arbeitgeber aufzunehmen oder die Brandbriefe und Mahnungen aus dem Briefkasten zu Hause mit mir durchzugehen. Ich und viele meiner Mitpatienten in der

Klinik hätten viel dringender jemanden gebraucht, der ihnen gezeigt hätte, wie man die realen Probleme im Leben löst. Denn für die meisten Menschen in einer solchen Situation geht es nicht nur darum, ihre Seele und ihre Verletzungen aufzuarbeiten – sondern darum, psychisch angeschlagen ihre Existenz zu retten. Welchen Sinn macht alles Graben in meiner Seele, wenn ich am Ende die Miete nicht mehr bezahlen kann und vor einem Scherbenhaufen stehe?

Das Leben »danach« war jedenfalls selten Thema unserer Gespräche in der Klinik. Therapieerfolg maß sich am Erkenntnisgewinn – nicht am Entlassungstermin. Wir fühlten uns ungeheuer überlegen gegenüber denen da draußen, die einfach nur funktionierten – während wir den Mut hatten, unsere Schwäche zuzulassen und nicht mehr wegzulaufen. Tatsächlich aber hatten wir alle eine Menge Angst – vor diesem »Danach«.

Je länger ich blieb, desto ferner rückte das Leben draußen. Ich ging zu Dr. B. und zur Kunsttherapie und malte Mondaufgänge über stürmischem Meer (»Oh ja – da ist wieder Licht im Dunkel …«). Ich tauschte mich aus in der Gruppe, machte lange Waldspaziergänge, hing mit den anderen im Gemeinschaftsraum vor dem Fernseher ab. Meine einzige Verantwortung war ein Mal in der Woche »Küchendienst«: Ich musste den fix und fertig vorbereiteten Servierwagen aus der Küche in den Speisesaal schieben und hinterher mit dem Schmutzgeschirr wieder zurück. Das Wochenende war frei, und ich konnte etwas mit Freunden und Familie unternehmen. Das war unglaublich anstrengend, weil deren Alltagsprobleme völlig an mir vorbeigingen, mir sogar Angst machten. Weil sie mir Fragen stellten, die ich nicht beantworten konnte. Sie standen schließlich auf der anderen Seite! Ich fand alles erschöpfend und beängstigend. Sogar den Einkauf im Supermarkt. Ich konnte mir nicht wirklich vorstellen, wieder ein normales Leben mit Job und allem Drum und Dran zu meistern. War heilfroh, wenn ich am Sonntagabend in den verrauchten Gemeinschaftsraum der Klinik zurückkam. Aber je schlapper ich wurde und je bedrohlicher mir die freien Wochenenden erschienen, desto mehr Angst bekam ich auch. Eingesogen zu werden von diesem Paralleluniversum in ein schwarzes Loch der Behaglichkeit. Je länger ich blieb, desto schwerer würde es am Ende sein, das Rettungsboot zu verlassen und wieder ins Wasser zu springen. Und womöglich das Schwimmen in der Zwischenzeit ganz verlernt zu haben, weil ich immer nur übers Fliegen redete. Nach sechs Wochen habe ich die Klinik verlassen. »Sie können jederzeit wiederkommen!«, sagte mir Dr. B. zum Abschied. Na, herzlichen Dank auch. Ich bin schließlich nicht Robbie Williams.

Magenfeeling ...
Und jetzt bin ich Korrespondent in London. Wo ich immer hinwollte. Und bin schon wieder unglücklich und verzagt. Voller Angst, in eine neue Depression zu rutschen. Ich bin nah am Wasser gebaut, bin kraftlos und voller Angst. Ziehe mich zurück in mich selbst. Vergesse mittendrin, was ich gerade zu tun im Begriff war. Unangenehm vertraute Signale. Mein Tagebuch liegt aufgeschlagen auf dem Wohnzimmertisch. Einen einzigen

Satz habe ich gestern geschrieben – dann wusste ich nicht mehr weiter. Es ist auch so sinnlos, seit Jahr und Tag immer wieder dieselben Befindlichkeiten zu Papier zu bringen. »Mit 47 sollte man kein Magenfeeling mehr haben«, steht da. »Magenfeeling« ist eine Wortschöpfung meines Bruders. Er starb 1993 an einer Überdosis Heroin. Magenfeeling beschreibt jenes ungenehme Ziehen in der Bauchgegend, das mich seit meiner Kindheit begleitet. Es kann verschiedene Intensitäten annehmen: von leichtem Druck bis hin zum Gefühl, eine glühende Kanonenkugel verschluckt zu haben. Eine Mischung aus Angst, schlechtem Gewissen, Unsicherheit und vager Hoffnung. Als Kind habe ich es gehabt, wenn ich im Edeka-Laden beim Klauen erwischt wurde – und mich auf dem Heimweg fragte, ob meine Eltern schon Bescheid wüssten. Vor einer Klassenarbeit, für die ich nicht gelernt hatte, quälte mich das gleiche Gefühl. Oder als Erwachsener, wenn ich aus einem fremden Bett zu meiner Partnerin heimkehrte. Vor einem wichtigen Interview, auf das ich mich nicht vorbereitet hatte.

Mein ganzes Leben war ein einziges Krisenmanagement aus Aufschieben, Konfliktvermeidung, Herummogeln, Dinge-auf-den-letzten-Drücker-Erledigen, Bluffen – und der Hoffnung, dass ich damit durchkäme.

Ich ruhe nicht in mir. Fühle mich permanent im Wartestand. Wobei ich keine Ahnung habe, worauf ich eigentlich warte. Was das sein soll, auf was ich hinlebe. Meine Güte, ich bin 47 – was soll da noch kommen? Ich habe eine Menge erreicht – aber nichts bewahren können. Ich habe als Journalist die ganze Welt bereist, Brandt und Gorbatschow interviewt und aus Kriegen berichtet. Mein

Leben bestand aus vielen Kicks – aber wenig anhaltender Freude. Kaum war ein Ziel erreicht, fragte ich mich: Was kommt jetzt? Kaum hatte ich die Traumfrau erobert, trieb mich die Angst vor ermüdender Beziehungsroutine wieder auf die Jagd. Mein Leben war eine einzige Suche, beherrscht von der Angst, nicht das zu kriegen, was ich suche – nur dass ich nicht wusste, was das eigentlich ist.

Vielleicht doch noch mal eine Therapie?

Ja, ich habe tatsächlich darüber nachgedacht. Die vierte dann. Oder die fünfte, wenn man die Klinik mitzählt. Habe vermutlich die Chance nicht gut genutzt. Wenn eine Therapie dich nicht weiterbringt, liegt das ganz allein an dir – das lernst du gleich am Anfang. Ich bin ein Therapie-Versager. Statt mir Selbstvertrauen zu geben, fühlte ich mich nach jeder Therapie über kurz oder lang als gescheitert. *Warum sind Sie eigentlich immer so gnadenlos zu sich selbst?* Eine Therapeutin hat das immer wieder zu mir gesagt. Also gut – ich bin nicht gescheitert. Ich habe einen wichtigen Schritt gemacht, und ich sollte mir zugestehen, dass ich damals einfach noch nicht so weit war. Und deshalb ist jetzt möglicherweise genau der richtige Zeitpunkt, in einer neuen Therapie mal den entscheidenden Schritt weiter zu gehen. Ich sehe mich schon wieder in der Psychologenpraxis auf einen Ledersessel gefläzt, mein Therapeut sitzt mir aufrecht gegenüber und hat die Fingerspitzen zusammengelegt. Ich weiß, was ich sagen werde. Ich höre seine Antworten. Ich weiß, dass er recht hat, und ich weiß sogar, woran es liegt, dass ich wieder beim Therapeuten sitze. Wir haben all meine Verletzungen immer wieder ausgeleuchtet. Aber hat mich das dem hehren Ziel einer jeden Therapie auch nur ein Stück nähergebracht? Mich anzunehmen mit all meinen Schwächen und Fehlern? Mich selbst zu lieben?

Wie soll ich mich auch mögen? Ich bin ganz und gar nicht okay – so, wie ich bin. Ich laviere mich durchs Leben. Bin träge, ängstlich und missmutig und lasse mich furchtbar gehen. Versinke in jämmerlichem Selbstmitleid, obwohl das Leben es wirklich gut gemeint hat mit mir. Mit 47 sollte man kein Magenfeeling mehr haben, sondern aufrecht und selbstbewusst durchs Leben gehen. Ich müsste einfach die lähmende Trägheit überwinden, dann würde es mir besser gehen. Aber wie?

Ordnung schaffen

Ich saniere meine kleine, marode Firma
Hausputz wäre schon mal ein guter Anfang. Das trübe
Kreisen um mich selbst bleiben lassen und Ordnung
schaffen. Leere und Einsamkeit ignorieren und einfach
mal Dinge in Angriff nehmen, die mir guttun. Ein paar
Kilo abnehmen, Sport treiben, das Rauchen aufgeben,
weniger saufen ... Mir fällt eine Menge ein, während
ich die leeren Flaschen in Plastiktüten packe und das
Schmutzgeschirr in die Spülmaschine räume. Therapeu-
tisches Putzen. Ich nehme sämtliche Bücher und CDs aus
den Regalen, um den Staub abzuwischen. Hole ein neues
Bier aus dem Kühlschrank, zünde mir eine Zigarette an.
Mein Elan ist verpufft. Morgen werde ich das alles wieder einräumen. Oder wird der ganze Krempel in zwei
Wochen immer noch da auf dem Boden liegen? Ich bin
bisher noch jedes Mal gescheitert, wenn ich mein Leben
ändern wollte.

Ich habe so oft erfolglos versucht, mit dem Rauchen
aufzuhören, dass Kollegen und Freunde inzwischen
nur noch lachen, wenn ich einen neuen Versuch ankün-

dige. Ich melde mich im Fitnesscenter an, gehe da drei
Mal hin – und dann versandet mein Vorhaben schlicht.
Oder ich mache Hausputz und wenig später ist alles wieder
der versifft. Die Post hat gerade einen Brief von der *Her*
Majesty's Inland Revenue gebracht, der britischen Steuerbehörde.
Ich lege ihn ungeöffnet zu dem Stapel auf dem
Tisch – ich weiß sowieso, was drinsteht.

Ich bräuchte keine Therapie, sondern einen Tritt in
den Hintern. Keinen Psychologen, der über Bedürfnisse
redet und in alten Wunden und Befindlichkeiten rührt,
sondern einen Drillsergeanten, der mich im Laufschritt
um den Platz jagt und mich antreibt, meine Steuererklärung
zu machen. Ob ich nun stöhne und fluche und
manchmal auch den Tränen nahe bin, weil ich nicht mehr
weiterkann – aber am Ende werde ich auch verflucht
stolz sein, dass ich das durchgestanden habe. Und mein
Ausbilder wird mir zum ersten Mal stumm und anerkennend
die Hand schütteln, weil ich jetzt dazugehöre. Jetzt
aber blicken seine kalten Augen unter dem Barett voller
Verachtung auf diese jämmerliche Gestalt in ihrer Müllhalde.
Drei Zimmer mit Dachterrasse in London-Hampstead
– eine Traumwohnung. Ein Platz, an dem man sich
wohlfühlt. Und ich lasse sie verkommen und verdrecken
und tue mir leid.

Der Weg zur Hölle ist mit guten Vorsätzen gepflastert.
Ich könnte eine achtspurige Autobahn damit bauen.

Also keine Vorsätze mehr, mein Leben zu ändern. Kein
»Ich sollte mal« oder »Ich werde ab morgen« … nicht
mehr rauchen, weniger Alkohol trinken, mich gesund
ernähren, mal wieder Sport treiben, ein gutes Buch le-

sen, Geld sparen usw. ... Nicht ein einziges von diesen Dingen »nie mehr« oder »für immer« – sondern alles auf einmal für vier Wochen. Kurz und schmerzhaft. Mein Leben so randvoll packen mit Aktivität, dass ich zum Grübeln nicht mehr komme. Meine Gefühle in dieser Zeit komplett ignorieren. All die Fragen, auf die ich seit 25 Jahren schon vergeblich Antworten suche: Was ich will, wohin ich will, wie ich glücklich werde und wie's mit der Liebe klappt. Was ich gerade nicht ändern kann, vergesse ich einfach. Konzentriere meine Energie auf die ganz pragmatischen Probleme. Dass ich acht Kilo Übergewicht habe, mein Konto ständig überzogen und meine Garderobe eine Altkleiderdeponie ist. Ich den Haushalt nicht im Griff habe und meine Abende mit einer Flasche Wein vor der Glotze verbringe. Ich es mir schon so oft vorgenommen habe, mal ins Theater und ins Museum zu gehen und mal wieder ein gutes Buch zu lesen – aber dann doch nicht dazu gekommen bin ...

Ich werde einen Masterplan erstellen zur Sanierung meines Lebens wie zur Sanierung einer maroden Firma, und ich werde ihn Punkt für Punkt befolgen. Werde mir jeden Schritt vorschreiben und minutiös Zeit und Ort für Sport, Steuererklärung, Bügeln, Theater und E-Mails in den Kalender eintragen. Vier Wochen meines Lebens komplett verplanen. Ich werde meinen inneren Schweinehund einem inneren Drillsergeanten unterordnen. Und wenn ich da nach vier Wochen Schleiferei rausgehe aus dem Camp, – dann werde ich vor Kraft nicht laufen können. Weil ich mich auch mal selbst bezwungen und zu Ende gebracht habe, was ich beschlossen hatte. Prüfung bestanden. Und danach kann ich einen Ballen Tabak rauchen und 'ne Kiste Cognac auf ex trinken, wenn mir danach ist. Ich glaube es nicht. Vier Wochen sind lang für jemanden, der selten weiter als an übermorgen denkt. Eine Menge Zeit, um eine Menge zu bewegen, wenn du sie sinnvoll füllst. Nicht um dein Leben komplett zu ändern, aber um zumindest mal anzufangen.

Vier Wochen sind eine Menge Zeit, um eine Menge zu bewegen, wenn du sie sinnvoll füllst. Nicht um dein Leben komplett zu ändern, aber um zumindest mal anzufangen.

»Unternehmen Arschtritt«

»Unternehmen Arschtritt« ist in meiner Fantasie eine militärische Großoffensive. Ein Spiel, in dem ich mehrere Rollen besetze. Momentan bin ich der General, der seine Truppen in Stellung bringt – bunte Holzklötzchen auf einer Landkarte. Einfach loszustürmen wäre bei so einer Operation fatal, ich brauche einen guten Angriffsplan. Ich verschiebe rote, blaue, grüne, gelbe und braune Balken im Kalendersystem meines Laptops. Körper – Geist – Ordnung – Finanzen – Haushalt – jedes Schlachtfeld meines Lebens hat eine andere Farbe. Tage zerfallen in bunte Blöcke. Es gibt kurze 30-Minuten-Kästchen und mehrstündige lange Blöcke. Außerdem habe ich für jede »Arschtritt«-Unterabteilung einen Ordner in derselben Farbe angelegt. Listen von Büchern liegen darin, die ich unbedingt lesen will, und Listen von Freunden, denen ich unbedingt schreiben will. Prospekte von Fitnesscentern, Stadtmagazine, Theaterprogramme, Museumsführer. Ich habe in den letzten Tagen eine Menge recherchiert und gesammelt. Zwischendurch frage ich mich immer wieder, ob ich sie noch alle habe mit diesem Logistik-Quatsch. Bis dato habe ich mein Leben lang jede Planung gehasst, mich heftigst gegen alle Strukturen aufgelehnt, die ich als einengend empfand. Habe mir in der Rolle des kreativen Chaoten gefallen, der immer alles auf den letzten Drücker doch noch hingekriegt hat. Aber ehrlicherweise muss ich zugeben, dass mich dieses Chaos eine Menge Energie gekostet hat. All die doppelten und dreifachen Wege, weil ich nicht vorher ein bisschen nachgedacht habe. All die aufgeschobenen Probleme. Aufgeschoben ist nicht aufgehoben – ach was! Aber es ist ja nicht mal wirklich aufgeschoben. Es beschäftigt mich die ganze Zeit und raubt mir Hirnschmalz. Auch das ist mir seit Langem klar. Aber so sehr ich mir auch immer wieder vorgenommen habe, das nächste Mal mit aufwendigen Sendungen rechtzeitig anzufangen – so war's dann am Ende doch wieder die Drei-Tage-und-Nächte-Panik-Aktion. Jetzt will ich mir durch möglichst exakte Planung von vornherein alle Ausreden verbauen. Von wegen *Das Fitnessstudio macht leider erst später auf.* So was klär ich jetzt. Eine Menge Logistik-Kram für läppische vier Wochen diszipliniertes Leben. Und dass ich mit einem solchen Eifer bei der Sache bin und Kästchen verschiebe, das sollte mich fast schon wieder misstrauisch machen. Ich bin seit jeher ein ganz großer Planer – und ich stolpere meist über Kleinigkeiten. Weil ich in zu großen Dimensionen gedacht habe, um die Details ernst zu nehmen. Selbstüberschätzung. Weil mir jegliche Organisation und Planung ein Gräuel ist. *Ich kann das nicht!*

Ich bin halt ein kreativer Chaot! Das war meine Ausrede. Und ich war auch noch stolz darauf, obwohl ich mir eine Menge Ärger eingehandelt habe. Deshalb mache ich diesen Plan. Ja genau – weil es mir schwerfällt. Dieser kleinkarierte, penible Ansatz, diese ganze Kästchenhuberei ist im Grunde schon Teil der Aktion. Ich stecke Lebenszeit in kleine Schublädchen. Ich muss um fünf Uhr aufstehen, um alles unterzukriegen. Mitten in der Nacht. Fitnessstudio, Krafttraining, 1000 Meter Schwimmen. Um acht Uhr sitze ich im Büro, lese alle Zeitungen und gehe wohlinformiert in den Tag. Abends putze ich das Bad, mache die Wäsche, koche ein leckeres Abendessen, schreibe einen geistreichen Brief oder lese Weltliteratur und gehe früh schlafen. Denn am nächsten Morgen um fünf werde ich freudig einen neuen Tag mit einem Kräutertee, einer Grapefruit und einem Joghurt beginnen. Und abends meine Finanzen in Ordnung bringen. Oder ins Theater gehen. Und am Wochenende in eine Ausstellung oder ins Museum. Ich habe mir eine Aufgabe gestellt, und es gefällt mir gut, was dabei am Ende herauskommen könnte. Das lässt sich natürlich leicht sagen – an diesem lauen Sommerabend mit einem Glas Wein auf dem Balkon. Der Duft von Grillfleisch hängt in der Luft, viel fröhliches Gelächter von den Nachbarn. Ich mache mir keine Illusionen, dass es sich in echt alles andere als gut anfühlt. Das wird eine elendige Schinderei werden. Ein guter Plan.

Ich stecke Lebenszeit in kleine Schublädchen.

Möglicherweise sehe ich das bei der nächsten Party schon anders. Erkläre die ganze Aktion spontan zur

Schwachsinnsidee und kippe sie komplett. Und zwar mit voller Überzeugung. Ich bin sprunghaft und undiszipliniert. Deshalb werde ich jetzt einen Vertrag mit mir selbst abschließen. Und danach keine innere Grundsatzdebatte führen bei jeder Versuchung. Weil ich mir das vorher gut überlegt habe. Weil ich mich mir selbst gegenüber verpflichtet habe mit meiner Unterschrift. Das ist natürlich keine Garantie, dass ich nicht doch die Lust verliere. Schwach werde.

Vertrag mit mir selbst

§ 1: Ich verpflichte mich, auf Tabak, Alkohol, Kaffee, schwarzen Tee und Süßigkeiten zu verzichten.

§ 2: Ich verpflichte mich zu einer gesunden Ernährung mit maximal 1-mal wöchentlich Fleisch, 2-mal Fisch und viel Obst und Gemüse.

§ 3: Ich verpflichte mich, mindestens 5-mal wöchentlich Sport zu treiben.

§ 4: Ich verpflichte mich, auf den Konsum von Fernsehen und Internet (jenseits von Recherche und Mails) zu verzichten.

§ 5: Ich verpflichte mich, auf Anschaffungen jenseits des täglichen Bedarfs zu verzichten.

§ 6: Ich verpflichte mich, ein Mal wöchentlich einen privaten Brief zu schreiben.

§ 7: Ich verpflichte mich, mindestens eine Kulturveranstaltung pro Woche zu besuchen.

§ 8: Ich verpflichte mich, jeden Tag einen Posten meiner Haushaltsliste zu erledigen und allabendlich Klarschiff zu machen.

§ 9: Ich verpflichte mich, für die Dauer dieses Vertrages auf Restaurantbesuche zu verzichten.

§ 10: Ich werde in der dritten Woche Freunde zu mir nach Hause einladen und bekochen – und ich werde als guter Gastgeber selbstverständlich exzellenten Wein servieren.

§ 11: Ich werde nur noch »gute Bücher« lesen (Liste machen!).

§ 12: Zielgewicht: 84 Kilogramm.

§ 13: Bei Verstößen beginnt diese Selbstverpflichtung von Neuem für volle 28 Tage.

---

28 Tage lang sich jeden Morgen immer wieder zwingen und drillen bis zum Schlafengehen. Jeder Versuchung widerstehen. Nicht mal ein kleiner, feiner Cappuccino zwischendurch oder ein Schoko-Muffin oder ein Gläschen Wein in der Sonne. Nicht rauchen, wenn es Stress und Ärger im Beruf gibt. Und genau deshalb brauche ich Paragraf 13, die Wiederholungsklausel. Weil ich weiß, dass ich schwach werden kann. Und verhindern möchte, dass ich bei einem Rückfall die ganze Aktion als gescheitert betrachte. Versanden lasse wie so vie-

les. Wenn ich schwach werde, fange ich einfach wieder von vorn an – die vollen vier Wochen. § 13 unterstreicht meine Ernsthaftigkeit, das Ganze zumindest ein Mal komplett durchzuziehen und mich nicht von Rückschlägen kirre machen zu lassen. Egal, wie lange es am Ende dauert. Ich fordere mir da ja auch nichts Unmögliches ab. Vier Wochen Härte gegen mich selbst. Manche Leute halten so was für ein ganz normales Leben.

Der Chablis ist so kalt, dass das Glas beschlägt. Herrlichstes Weißweinwetter. Dass mir vier Wochen ohne Alkohol so bedrohlich vorkommen. Nein, mit Sucht hat das nichts zu tun. Sondern mit Lebensart, mit Genuss. Ich trinke ja keinen Fusel. Ich habe wirklich hart mit mir gerungen um diesen Punkt. Zumindest ein Gläschen täglich wollte ich mir als Belohnung nach all der Mühsal am Abend genehmigen. Weil es mir offensichtlich so schwerfiel, habe ich es gestrichen. Nicht aus Angst vor Abhängigkeit, sondern weil es darum auch geht bei meiner Aktion: Dinge zu tun, die mir schwerfallen. Vier Wochen ohne Wein oder Bier – wenn ich ehrlich zu mir bin, kenne ich das nicht. Es gab in den vergangenen 25 Jahren wohl kaum einen Tag, an dem ich nichts getrunken hätte. Mal einen Sekt in der Redaktion, ein Bier in der Kneipe, abends ein Glas Rotwein.

An so manch einsamem Abend habe ich auch schon mal zwei Flaschen alleine geleert. Wie oft bin ich morgens mit diesem wattigen Gefühl im Kopf in den Tag gegangen? Wie oft ich volltrunken mit dem Auto nach Hause fuhr, kann ich schon nicht mehr sagen. Den Mittelstreifen doppelt gesehen, mich dazwischen entlanggetastet habe. Auf so mancher Party war ich als Allererster betrunken. Weil ich den Wein wie Wasser gedankenlos in mich hineinkippte. Und dann so manches tat und sagte, was bedauerlicherweise nicht trunkener Vergessenheit anheimfiel.

Fünf Fragen auf dem Weg zum Säufer – bei diesen Ankreuz-Tests erreicht mein Trinkverhalten die Note »problematisch«. Immerhin – zumindest kein Voll-Alkoholiker. Glück gehabt, darauf trinken wir einen! Natürlich habe ich mich manchmal insgeheim gefragt, ob ich wohl ein Suchtproblem habe. Ich werd's einfach einen Monat lassen – und merken, ob es ein Problem ist. Ich will mir pur begegnen, unbetäubt. Vielleicht auch mal große Leere aushalten. Leben lernen – statt Zeit zu verbringen. Es gibt eine Menge Dinge, mit denen ich normalerweise versuche, die Leere zu füllen. Fernsehen zum Beispiel. Diese ganzen langen Abende, an denen ich mich gelangweilt und unkonzentriert durch die Programme zappe, bis ich endlich müde genug bin, um schlafen zu gehen. Oder Einkaufen. Ich bin ständig auf Shopping-Tour im Internet. Um mich mit lauter schönen Dingen zu belohnen – oder im Frust zu trösten. Deshalb streiche ich mir neben Alkohol, Kaffee und Schokolade auch Fernsehen und Konsumgüter für vier Wochen – und weil ich gerade so flott dabei bin, auch Restaurantbesuche. Ich werde selbst kochen – jeden Tag. Ich mache das sonst nie für mich allein. Weil es mir einfacher erscheint, nach der Arbeit schnell noch beim Thailänder oder Spanier eine Kleinigkeit zu essen. Dabei lese ich Zeitung und lasse meine Ohren zwischen den Gesprächen an den Nachbartischen hin und her wandern. Meine Kochkünste beschränken sich auf Eier – gerührt oder gebraten – und zwei Nudel-soßen. Für eine Frau habe ich mich auch schon mal an ein mehrgängiges Menü gewagt. Aus irgendeinem ange-sagten Kochbuch, das schon den Zutatenkauf in Stress ausarten lässt. Und dann die Hektik am Herd, wenn grammgenaue Mengen und minutengenaue Garzeiten in drei verschiedenen Töpfen und Pfannen einzuhalten sind. Und am Ende war's dann meist so lala …

Ich bewundere und beneide Menschen, die aus schlich-ten Zutaten scheinbar mühelos ein leckeres Essen zau-bern. Es ist für mich der Inbegriff von Behaglichkeit: Mit netten Menschen in einer Küche bei einem Topf Pasta zu sitzen, zu essen, zu reden und zu lachen. Ich war im-mer lieber bei Freunden in der Küche als in Restaurants. Finde es immer sehr viel schöner als auszugehen, wenn meine Hamburger Freundin Britta an den gemeinsamen Wochenenden für uns kocht.

Aber es geht auch ohne Britta! Ein angenehmer Abend mit mir selbst zu Hause. Quasi der Freizeitteil von »Arschtritt«. Erst muss ich mich schinden – und dafür darf ich abends kochen, ein Buch lesen, ins Theater ge-hen. Auch wenn ich das jetzt noch anders sehe, weil ich die Mühe scheue, die es bedeutet. Aber machen nicht alle Dinge, die Freude bereiten, auch ein wenig Mühe? Ich stelle es mir sehr entspannend vor, am Küchentisch zu sitzen, Gemüse zu schneiden, Kräuter zu hacken, Soßen anzurühren und dabei … nein, kein Glas Wein! Mich reizt auch der handwerkliche Aspekt. Aus Rohstoffen der Na-tur ein gutes Essen entstehen zu lassen. Ein Gefühl dafür zu bekommen, was zusammenpasst, und für Gewürze.

Ich habe mir immer gewünscht, das zu können – aber mich da nie herangetraut. Und Leute werde ich auch einladen! Die Bewährungsprobe als Gastgeber, ein Höhepunkt von Unternehmen »Arschtritt«. In der dritten Woche, wenn ich schon ein bisschen Routine habe. Irgendein ein einfaches Gericht, ein guter Wein für meine Gäste. Ein geselliger Abend in meiner Küche. Nüchtern und gut gelaunt. Bislang ein Widerspruch für mich.

Ich streiche mir neben Alkohol, Kaffee und Schokolade auch Fernsehen und Konsumgüter für vier Wochen – und weil ich gerade so flott dabei bin, auch Restaurantbesuche.
Ich werde selbst kochen – jeden Tag.

Ordnung und Struktur gegen das innere Chaos

Was Mütterlein mir einst beschert,
halt ich in diesem Schranke wert.
Soll glatt und fein geordnet sein
wie einst es hielt mein Mütterlein.

So stand das im Kleiderschrank meiner Oma – mit rotem Garn auf weiße Spitze gestickt: vier Zeilen auf vier Regalbrettern. Es gab auch eine alte Tretnähmaschine und einen Küchenschrank, der nach Backpulver roch, und ein Kämmerchen mit einer Blechdose, in der sie die Süßigkeiten versteckte. Jede Tasse und jeder Löffel hatten einen festen Platz, und jeden Morgen nach dem Aufstehen zog Oma die große Tischuhr auf dem Wohnzimmerschrank auf. Wenn sie einen Teller benutzt hatte, wurde er anschließend sofort abgespült. Im Herbst ging es Pilze sammeln oder Himbeeren pflücken. Und dann wurde eingekocht. Die Marmelade in Gläser gefüllt, und da gab es keine Fragen wie »Ach, wo hab ich denn noch mal die Gummiringe?«, denn die Gummiringe lagen natürlich in dem Fach für die Gummiringe in der mittleren Schublade. Im Frühjahr zog sie goldglänzende Papphütchen von Blumenzwiebeln – und das ganze Wohnzimmer duftete nach Hyazinthen. Ich war in den Ferien gern bei meiner Oma, obwohl da sonst weiter nichts passierte – außer einer Fahrt mit dem Drehgelenk-Bus zu *Spielzeug-Fuhr*, einem Laden, in dem sie mir neue Ritter für meine Burg kaufte. Und damit spielte ich dann tagelang im Wohnzimmer oder malte Segelschiffe mit Wasserfarben, und Oma ließ mich in Ruhe spielen. Mittags gab es Brathähnchen und zum Nachtisch Schokoladenpudding.

Meine Oma hat ihr ganzes Leben diszipliniert gelebt. Ohne Plan. Ohne innere Kämpfe gegen sich selbst. Sie hat die Dinge einfach getan, weil das ihr Wesen war. Unerschütterlich. Ich bin in den Wochen nach dem Drogentod meines Bruders regelrecht verwahrlost – aber Omi hat erst noch gespült und das Geschirr in den Schrank gestellt, bevor meine Eltern sie abholten. Nein, das war keine Schockreaktion, das entsprach ihrem Wesen. Niemals hätte sie ungebügelte Wäsche in den Schrank ihrer Mutter gestopft oder vergessen, die alte Tischuhr aufzuziehen. Ihr geregeltes Leben half ihr, zu überleben. Sie hatte ihre Strukturen, ihre Ordnung – so felsenfest, dass sie sich daran festhalten konnte, wenn rundherum alles zusammenkrachte. Sie hätte es gar nicht verstanden, wenn man gesagt hätte: »Wie kannst du ans Geschirrspülen denken, wenn dein Enkel gerade gestorben ist?« Weil das eine mit dem anderen einfach nichts zu tun hat. Der äußere Rahmen ihres Lebens stand unverrückbar.

Oma hatte ihre Strukturen, ihre Ordnung – so felsenfest, dass sie sich daran festhalten konnte, wenn rundherum alles zusammenkrachte. Sie hätte es gar nicht verstanden, wenn man gesagt hätte: »Wie kannst du ans Geschirrspülen denken, wenn dein Enkel gerade gestorben ist?« *Weil das eine mit dem anderen einfach nichts zu tun hat. Der äußere Rahmen ihres Lebens stand unverrückbar.*

Schlichte Weisheiten

Wenn meine Großmutter etwas im Überfluss hatte, dann war es Herzenswärme. Noch als 30-Jähriger habe ich mich nach Liebesdramen bei ihr ausgeheult. Sie hat sicher nicht mal ansatzweise begriffen, was ich da trieb, aber sie war trotzdem eine grandiose Zuhörerin. Sie urteilte nicht, sondern nahm Anteil. Sie war ungebildet, aber herzensweise. Und am Ende sagte sie »Ach …«, hob hilflos die Arme und schenkte mir zum Abschied eine Tafel Schokolade und einen Spruch aus ihrem unendlich großen Füllhorn schlichter Weisheiten: »In der Mitte der Nacht beginnt schon der nächste Tag« oder »Auf der anderen Seite des Zauns ist das Gras grüner«. Jedes Mal gab es dieselbe Schokolade: Für mich Ritter Sport Nougat – für meinen Bruder Marzipan, unsere Lieblingssorten. Mit Mitte 20 gestand mir mein Bruder lächelnd, er könne Marzipan längst nicht mehr ausstehen. »Warum sagst du Omi das nicht?«, fragte ich ihn. »Bist du verrückt?!«,

entgegnete mein Bruder, »dann hört sie ja damit auf!«
Das kann ich gut verstehen. Es ist eine der emotionalsten
Erinnerungen meines Lebens – diese Tafel Ritter Sport
Nougat. Jedes Mal, wenn ich diese Schokolade esse, wird
mir bewusst, wie sehr ich Omi und ihr Kämmerchen mit
den Süßigkeiten vermisse.

Lebenssatt, wie der Pfarrer sagte, schloss sie mit 92
für immer die Augen. Volksschule – Erster Weltkrieg –
Heirat – Kinderkriegen – Zweiter Weltkrieg, zwei Mal
ausgebombt, Mann tot, ältester Sohn tot, Schwestern tot,
Enkel tot – den Rest des Lebens Witwe. Kann man von
so einem trübsinnigen Leben satt werden? »Der Herrgott
gibt's – der Herrgott nimmt's.« Sie hat das Leben hinge-
nommen – nicht gestaltet. Sie hat sich nicht verwirklicht.
Und trotzdem war sie kein bisschen bitter. Schwermütig
oft, aber nicht bitter. Sie war der gute Geist unserer Familie. Sie war immer da und hatte für jeden ein offenes Ohr
und hat nie ein böses Wort gesagt und heldenhaft die
Spuren misslungener Chemieexperimente vor dem Ein-
treffen der Eltern beseitigt. Niemals zuvor oder danach
habe ich so viele nahe und ferne, alte und junge Angehö-
rige gesehen wie bei ihrer Beerdigung. Sie hatte in viele
Leben ein Stück Wärme und Güte gebracht. Sie selbst
hätte ihr Leben sicherlich als erfüllt betrachtet. Vielleicht
erfüllter, als mir meines je erscheinen wird. Weil ich nie
zufrieden bin mit dem, was ich gerade habe, und ich immer mehr und immer noch etwas anderes will. Weil ich
mich vor lauter Möglichkeiten nicht entscheiden kann
… Ach – die vielen, vielen Möglichkeiten, die sind also
schuld? Es ist doch mein Problem, wenn ich nicht weiß,
was ich will! Aber wenn ich zumindest eines von Oma

lernen kann, dann ist es das, dass man nicht permanent alles hinterfragen oder überall einen übergeordneten Sinn suchen muss, sondern dass es schon eine ganze Menge ist, wenn man sein Leben im Griff hat und nach getanem Tagwerk zufrieden und müde ins Bett geht.

Muskeln und Shakespeare

Ich habe Theaterkarten bestellt. Für mich ganz allein! Shakespeare. Ein Wochenende in Stratford upon Avon, dem Geburtsort des größten Dichters aller Zeiten. Ein Hotel habe ich auch gebucht. Wenn ich da jetzt nicht hinfahre, ist eine Menge Kohle weg. So viel Aufwand, um ins Theater zu gehen – das macht mich jetzt schon schlecht gelaunt. Ich hab's ja sonst nicht so mit der Kultur. Es war mir stets ein Rätsel, worin das Vergnügen liegen soll, eine Stunde in der proppenvollen U-Bahn zu verbringen, um sich zwei Stunden auf unbequemen Stühlen in nicht minder überfüllten, stickigen Sälen zu quälen – wenn man es sich doch genauso gut mit einem netten Video, einem guten Wein und paar Leckereien auf dem Sofa gemütlich machen könnte. Ich weiß nicht, ob das ein Geschlechterproblem ist, aber ich erlebe diesen Konflikt in vielen Beziehungen: Die Männer hängen am liebsten zu Hause ab, und die Frauen nervt das. Was dann wiederum die Männer nervt. Deshalb gehst du dann irgendwann doch mit! Ins Theater oder in die Oper, in ein Konzert. Ihr zuliebe! Um ihr eine Freude zu machen! Nach zwei Stunden singen sie immer noch, und du musst aufs Klo und hast Durst auf ein Bier und fängst an, Groll zu schieben. Den du aber nicht zeigen darfst, weil du deiner Liebsten ja nicht den Abend verderben willst. Aber sie merkt es

natürlich doch, weil du nervös auf deinem Stuhl rum-
rutschst und genervt stöhnst. Und du bist kaum raus aus
dem Konzert und schon mittendrin im Grundsätzlichen.
Sie sagt, dass du besser zu Hause geblieben wärest, statt
ihr den Abend zu verderben. »Da hätten wir beide mehr
davon gehabt!«

Und dann lese ich bei dem Literaturwissenschaftler
und Autor Dietrich Schwanitz über Shakespeare, er gebe
einem das Gefühl, Gott am ersten Schöpfungstag zuzu-
schauen, den Urknall als einen poetischen Orgasmus
der Kreativität zu erleben: »Es gibt kein besseres Gefühl
auf der Erde als dieses. Es befreit aus Depression und
schlechter Laune und macht dankbar dafür, dass man
lebt.« Meine Güte, das ist mächtig dick aufgetragen. Gibt
es tatsächlich Menschen, die so empfinden können bei
einem Theaterstück, einem Konzert? Alle Achtung! Ich
kann das kaum glauben. Aber ich will gerne versuchen,
mich berühren zu lassen.

Schwanitz' Buch *Bildung* ist so etwas wie meine Bi-
bel bei der Vorbereitung der Kulturoffensive. »Alles,
was man wissen muss« verspricht der Untertitel. Ein
unerträglich selbstgefälliger 800-Seiten-Wälzer eines
Menschen, der unglaublich viel weiß und seine Leser
damit gern klein macht. Eine Tour d' Horizon durch
das Bildungsbürgertum: Geschichte – Literatur – Theater – Politik – Landeskunde – klassische Mythen etc. Warum Shakespeare der Größte ist und dass sogar Goethe
bei ihm geklaut hat, der wiederum mit dem *Faust* ein
menschliches Universum erschaffen hat.

Ich schreibe fast 50 Buchtitel aus Schwanitz' Abhand-
lung über die europäische Literatur heraus. Bücher, die

man als gebildeter Mensch gelesen haben »muss«. Von vielen kenne ich gerade mal den Titel. Das eine oder andere weckt vage Erinnerungen – *Robinson Crusoe* habe ich als Kind gelesen, Oscar Wildes *Dorian Gray* und Thomas Manns *Buddenbrooks* haben mich als 17-Jährigen schwer beeindruckt. Das weckt angenehme Erinnerungen an wundervolle, träge Sommernachmittage auf einer Wiese oder an einem See mit einem Buch, das alles rundherum vergessen machte und mich in eine wunderbare fremde Welt voller faszinierender Geschichten und Freude an schöner Sprache trug. Ich weiß nicht, wann ich das letzte Mal ein wirklich gutes Buch gelesen habe – jenseits von Frederic Forsyth und John Le Carré. Oder Politiker-Biografien für den Job. Tageszeitungen. Krimis oder Thriller im Zug oder während ich auf einen Termin warte. Aber echte Klassiker? Goethe und Schiller in der U-Bahn? Mir wird nichts anderes übrig bleiben, wenn ich nicht in die Luft stieren will, denn die Thriller setze ich auf den Index.

Viele Leute beneiden mich ja vor allem wegen des großartigen kulturellen Angebotes in London. Weltniveau! Und ich »muss« ins Theater gehen. »Zwinge« mich ins Museum. Aber es ist halt nicht meine Welt. Mich hat Kultur nie interessiert. Es sollte ein Vergnügen sein, keine Qual – warum also soll ich mich dazu zwingen? Die Antwort ist, dass ich doch gar nicht beurteilen kann, woran ich Spaß habe. Ich habe schon oft »keine Lust« zu Dingen gehabt und dann überraschend viel Spaß daran gefunden. Manchmal muss man sich vielleicht auch zu neuen Erfahrungen überwinden. Denen man sich aus Angst und Trägheit verschlossen hat. Es ist zumindest eine Chance, etwas Neues zu entdecken. Vielleicht ein Hobby, eine Leidenschaft – wer weiß. Ich möchte es nicht nur aushalten mit mir selbst – ich möchte mir selbst eine erfreuliche Gesellschaft werden. Glück und Erfüllung waren für mich jenseits von Liebe ja nie wirklich denkbar. Ich habe immer eine Menge auf die Beine gestellt, um von Frauen bewundert zu werden. Und wenn das zu anstrengend wurde, bin ich in die nächste Inszenierung geflohen. Habe die nächste Rettungs-Ankerin gesucht … die nächsten beiden Menschen unglücklich gemacht, mich inklusive.

Ich möchte es nicht nur aushalten mit mir selbst –
ich möchte mir eine erfreuliche Gesellschaft werden.
Glück und Erfüllung waren für mich jenseits von Liebe
ja nie wirklich denkbar.

Oma oder der Drillsergeant?

»Spare in der Zeit …« steht als Motto auf dem braunen Finanzordner. Ich habe den Spruch nicht vollendet, weil nicht zu erwarten ist, dass ich je werde Not erleiden müssen. In diesem hässlichen braunen Ordner jedenfalls gibt es eine lange To-do-Liste mit lauter langweiligem Kleinkram. Billigvorwahlen, Vergleiche von Internetanbietern, Handytarife, Versicherungen – 18 Pfund Ersparnis hier, 15 Pfund dort, 8 da. Im Grunde ist es lächerlich. Aber es geht ums Prinzip. Ganz klein anfangen, statt sich im Großen zu verstolpern. »Wer den Pfennig nicht ehrt …« Ich habe Oma und ihre Binsenweisheiten als guten Geist in mein Einsatzteam aufgenommen. Am liebsten hätte ich dem fiesen Drillsergeanten das Kommando wieder entzogen und an meine lebensweise Oma übergeben. Aber dann fielen mir Tante Gerda und Onkel Willy wieder ein, Omis Schwester und deren Mann. Die hatten ein Auto und holten Omi am Wochenende zum Ausflug ab. Wenn ich in den Ferien bei ihr war, musste ich auch mit. Der nackte Horror! Wir fuhren 17 Picknickplätze und neun Ausflugscafés an, aber an jedem hatte Tante Gerda etwas auszusetzen. In Onkel Willys Jetta roch es nach Nyltest-Schweiß und *4711* oder *Tosca*. Während wir mit 60 Sachen auf der Landstraße entlangzuckelten, beherrschten die Themen Krankheit, Tod und anderes Elend sämtlicher naher und ferner Verwandten und Nachbarn das unaufhörlich fließende Gespräch der Schwestern. Manchmal gerieten sich auch alle in die Haare – und Onkel Willy ließ seine Autorität spielen. Weil er ja pensionierter Oberamtsrat war – beim Landratsamt Gießen. Omi und ich waren jedenfalls froh, wenn wir abends wieder allein vor dem Fernseher saßen und *Frankenfeld* schauten, und Omi schnitt dazu Äpfel in mundgerechte Schnitze. Aber wenn ich sie fragte, ob wir Tante Gerda und Onkel Willy nächstes Mal nicht lieber absagen sollten, dann sagte sie nur »Ach …« und hob hilflos die Arme. Und wegen dieses »Ach …« hat sie jetzt bloß noch beratende Funktion. Ein Drillsergeant kennt kein »Ach …«

Sechs Tage bis zum Start
Ich lege den Start für die »Offensive Arschtritt« auf den 16. Juli fest. Ein Samstag. Ich habe mich in einem Fitnesszentrum für ein Probetraining morgens um acht angemeldet, und ich könnte danach die Aktion mit einem

zweitägigen Großreinemachen starten – ein sauberer Anfang sozusagen. Aber wenn »Unternehmen Arschtritt« in meiner Fantasie eine militärische Offensive ist, sollte ich sie nicht mit Putzen beginnen. Wenn zwei Tage überhaupt reichen um hier Grund hineinzubringen. Meine Oma hätte es so weit nie kommen lassen. Sie wäre nicht ins Bett gegangen, bevor nicht alles gespült, aufgeräumt und an seinem Platz gewesen wäre. Und einen Fleck hat sie sofort weggemacht oder einen abgerissenen Knopf angenäht und nach dem Urlaub die Fotos ins Album geklebt. Und es beschriftet.

Meine Mutter war entsetzt, als sie mich in London besuchte. Noch aus dem Taxi zum Flughafen rief sie mir zu: »Junge – nimm dir 'ne Putzfrau!« So schlimm ist es gar nicht. Jedenfalls oberflächlich betrachtet. Weil ich alles rumliegen lasse, immer wahllos in irgendwelche Schubladen und Fächer stopfe. Das hier bräuchte mal 'ne Grundreinigung, alle Flächen gründlich abwischen, die Türen, die Bäder, den Kühlschrank … Und wie es erst in den Schränken aussieht! Ich werde säckeweise Gerümpel hier raustragen müssen …

Ich kümmere mich einfach nicht um das große Chaos! 28 rote Haushaltskästchen – kleine zu 30 Minuten – reihen sich wie eine Kette durch die Wochen in meinem Plan. Montag: Gäste-WC putzen – Dienstag: Herd sauber machen – Mittwoch: staubsaugen – Donnerstag: Küche wischen – Freitag: Betten beziehen und Wäsche waschen usw. Die Häppchenmethode! Ich muss mir keinen Kopf machen, welcher Riesenberg da noch vor mir liegt und wie ich das denn bitte schön alles schaffen soll. Sondern konzentrier mich jetzt in diesem Moment nur auf das Gewürzregal. Und morgen auf den nächsten Punkt ... Wenn ich mit der Liste durch bin, ist meine Wohnung beinahe mutterbesuchstauglich. Dann fang ich wieder von vorne an – jeden Tag ein halbes Stündchen – und habe immer alles in Schuss. Oma-Niveau. Dann engagiere ich eine Putzfrau ...

Ich kümmere mich einfach nicht um das große Chaos!
Ich teile es auf in lauter kleine Häppchen.

Sechs Tage, dann gehe ich ins Trainingscamp. Oder ins Kloster. Ich bin gespannt wie ein Marathonläufer vor dem Start. Fühle sogar ein wenig Vorfreude. Weil das Ganze so neu und völlig abwegig scheint. In meinem Herzen hat Disziplin nämlich einen miesen Klang. Deshalb habe ich die Arschlochjobs outgesourced an Drillsergeant und Buchhalter. Das Bild, das bei dieser langen Liste von mir selbst entsteht, gefällt mir aber. Es ist ganz allein meine Aktion, ich habe sie mir ausgedacht – und ich glaube daran.

Ich hole die Weinflasche aus dem Kühlschrank, zünde mir eine Zigarette an und widme mich wieder meinem Agententhriller. Eins von den Büchern, die demnächst auf meinem Index stehen. Ein Jungs-Buch halt. So mit viel Action und ein bisschen politischer Verwicklung als Legitimation. Und genau in dem Augenblick, in dem die Handgranate in die verschlossene Fahrstuhlkabine mit unserem Helden fällt – und sein Blick nach oben das höhnisch grinsende Gesicht von Yusuff erfasst, der ihm triumphierend den Sicherungsstift der Granate entgegenstreckt – da endet das Kapitel. Und das nächste beginnt dann im Oval Office des weißen Hauses, in dem der Präsident und sein Sicherheitsberater und der Verteidigungsminister darüber diskutieren, ob man die USA in drei Stunden evakuieren kann. Die Geschichte kommt mir irgendwie bekannt vor. Der tragische Tod seiner Geliebten, der Mossad-Agentin. Andererseits sterben solche Frauen immer in diesen Romanen, weil ein verheirateter Geheimagent nicht geht. Ich brauche bis Seite 278, bis mir klar wird, dass ich exakt dieses Buch vor Jahren schon einmal gelesen habe. Ich lese es trotzdem weiter, weil es gerade so spannend ist und ich keinen blassen Schimmer mehr habe, wie es weitergeht und endet.

Ich habe vier Therapien hinter mir. Jedes Mal mit Happy End. Dem Moment der Erkenntnis. Die Schlussszene: Der im Stollen verschüttete Held blickt in einen Lichtstrahl. Aus einer Öffnung, die immer größer und heller wird, weil die Retter die Steine beiseiteräumen. Und wenig später bin ich wieder an der Stelle, wo der Held im Dunkeln sitzt. Unglücklich, wie gelähmt spürt er das Anschleichen einer neuen Depression. Ich will mal versuchen, ein neues Kapitel zu schreiben. In dem die Vernunft das Kommando übernimmt und meine Gefühle nichts zu melden haben. Weil es im Leben nicht nur darum geht, wie sich Dinge anfühlen – sondern dass sie eben auch gemacht werden müssen. So wie Omi das getan hat.

Es geht im Leben nicht nur darum, wie sich Dinge anfühlen.
Sondern dass sie einfach gemacht werden müssen.

Häppchen für Häppchen, Kästchen für Kästchen

Ich hasse Einkaufen! Wildes, hektisches, zielloses Herumgerenne und Gesuche und Geschubse zwischen Supermarktregalen. Weil abends natürlich alle einkaufen. Und dann komme ich nach Hause und hab doch wieder die Hälfte vergessen und bestelle mir eine Pizza. Und renne am Samstagmorgen noch mal los. Wenn alle losrennen. Und das meiste vergammelt sowieso ... Jetzt kommt bei meinem Superplan Lindgrün ins Spiel – »Rezeptstunde« heißt das neue Kästchen im Terminkalender. Jeden Sonntag suche ich mir aus meinem neuen Kochbuch sieben Rezepte für die folgende Woche heraus. Und schreibe die Zutaten auf einen Einkaufszettel. Nur noch ein Großeinkauf pro Woche. Nur noch ab und zu ergänzen mit frischen Sachen. Vorräte anlegen. Nach Hause kommen und wissen, dass immer etwas zum Kochen da ist. Pasta mit Tomatensoße oder ein Thunfischsandwich. Und wenn überraschend Gäste kommen, ist das auch kein Drama. Dann peppst du die Tomatensoße mit Oliven und Anchovis auf – eine beruhigende Vorstellung. Fand ich eigentlich schon immer, aber ich habe es nie lange durchgehalten. Irgendwann war immer alles aufgefuttert, weil ich meine Vorräte nie ergänzt hatte. Deshalb schreibe ich mir das jetzt für diese vier Wochen alles haarklein und fein säuberlich auf. Mache mir das Leben ein kleines bisschen leichter, indem ich mal vorher nachdenke.

Bekanntlich stellen in der Hölle die Engländer den Küchenchef – aber Jamie Oliver wird mein Messias. Er hat mich berührt – I C H   K A N N   K O C H E N ! – Eine Handvoll Schinken (kommt nicht so drauf an), Tiefkühl-

erbsen, Sahne, frische Minze, Farfalle, Parmesan – fertig.
Dass Kochen so einfach sein kann! Und es trotzdem so
großartig schmeckt! Raffiniert mit der Minze und dem
angebratenen Schinken. Und ich hab's gekocht! Ganz
allein!

Vier Wochen: Kurz und schmerzhaft!

Tag 1 – Beim ersten Mal tut's weh ...

Kürzlich war ich in den Imperial War Rooms – einem der vielen Museen, die den britischen Kriegsruhm verewigen. Churchill hat aus diesen Kellerräumen den Kampf gegen Nazi-Deutschland geführt. Der Strampelanzug aus altrosa Frottee-Stoff ist hier zu sehen, den Churchill gern tagelang trug. Er trank zum Frühstück eine Flasche Wein, legte sich nach dem Mittagessen zwei Stunden aufs Ohr und machte am Nachmittag mit harten Sachen weiter. Er rauchte Zigarren, erhob »no sports« zum Lebensmotto und wurde steinalt. Und er hat den Krieg gegen den Nichtraucher, Antialkoholiker und Vegetarier Hitler gewonnen. Das gibt einem schon zu denken. Vor allem an einem Samstagmorgen in einem nach Schweiß und Desinfektionsmitteln riechenden Fitnesscenter.

»Come on, Holgää – one more. Come on, you'll make it!« Ich hasse diesen penetrant gut gelaunten Marc, der mich anfeuert an den Foltergeräten: »... noch vier – drei – zwei – ja, komm, noch einen. Wunderbar. Ganz toll!« – »Halt's Maul! Halt einfach das Maul!«, tönt eine Stimme in mir. Ich weiß, dass ich ein schlaffer Sack bin. Ich versuche, meinen Drillsergeanten in diesem widerlich topfitten, gut aussehenden jungen Menschen mit dem Waschbrettbauch und den muskulösen Armen zu sehen ... Aber dazu ist er einfach zu freundlich, zu gut gelaunt – und zu smart. Mein Drillsergeant ist ein missmutiger, vierschrötiger Typ mit Fass-Brustkorb, und er lobt auch nicht. Ich könnte die Wände hochgehen, so sehr geht es mir gegen den Strich. Der Umkleideraum mit seiner Mischung aus Körperschweiß, Sagrotan und Duschgel, die muskelbepackten ächzenden, stöhnenden Menschen, die sich dabei selbst im Spiegel bewundern. Ich gehöre hier eindeutig nicht hin.

Es ist acht Uhr am Samstagmorgen, mein Frühstück bestand aus einer Grapefruit und einem Joghurt mit Kräutertee – und ich leide wie ein Hund, während ich mich quälen lasse von diesem braun gebrannten Sonnenscheinchen. »Yeah, aller Anfang ist hart, Holgää«, tröstet er mich mitfühlend nach anderthalb Stunden – »aber lief doch super. Man merkt, dass du früher mal Sport getrieben hast.« Hab ich nicht, Sport war mir schon in der Schule ein Gräuel, ich war der klassische Turnbeutelvergesser, der immer als Allerletzter in die Völkerballmannschaft gewählt wurde. Ungefähr so: »Wenn ihr Holger nehmt, nehmen wir dafür die beiden (dicken) Mädchen.« Aber gut, Marc ist Brite, und die sind höflich, selbst wenn sie einen quälen. Wahrscheinlich haben sie das damals in den Kolonien auch so gemacht: »Entschuldigen Sie vielmals die Umstände, aber wir müssen Sie jetzt leider vor eine Kanone binden.«

Danach taumele ich ins Schwimmbad. Ich bin mal eine Zeit lang jeden Morgen 1000 Meter geschwommen – in einer früheren Gesundheitsphase, die wie alle anderen mit einem großartigen Plan begann und irgendwann einfach versandete. Ich bin schon nach drei Bahnen kurz vor dem Ertrinken. Froh, dass ich 500 Meter schaffe, mit Ach und Krach und allen drillsergeantmäßigen Anfeuerungen. Mit weichen Knien und komplett außer Atem schleppe ich mich unter die Dusche, kleide mich an – heilfroh, dass ich es hinter mir habe. Starke Leistung! Alle Achtung! Fühlt sich gut an. Gleichzeitig graut mir schon vor dem nächsten Mal.

Es ist gerade mal kurz nach elf an einem Samstagmorgen, ich habe das Schlimmste für heute hinter und den ganzen Tag noch vor mir. Gierig sauge ich den Duft aus einem Starbucks-Coffeeshop in mich hinein – beinahe wahnsinnig vor Verlangen nach einem großen, starken Cappuccino mit Milchschaum und Kakaopulver. Das Bild verfolgt mich bis zur Tottenham Court Road. Ob ich wohl jemals das gleiche Verlangen nach einem Kräutertee verspüren werde? Es ist ein wunderschöner Sommermorgen – Menschen sitzen in Straßencafés vor ihren Espressi oder auch Weißweingläsern und rauchen.

Ich schlendere zu Fuß weiter Richtung Trafalgar Square zur National Gallery. Das Kultur-Event dieser Woche. Nicht wirklich originell, aber erst das Sport-Martyrium und dann noch Theater oder Oper, das wäre zu heftig. Ich versuche, mich in pflichtgemäßer Ehrfurcht zu üben, als ich durch die holzgetäfelten Hallen des palastartigen Museums gehe. Stehe vor Gemälden, die Leonardo da Vinci, Rembrandt oder Rubens vor Hunderten von Jahren gemalt haben. Die Schlacht von Trafalgar erschlägt mich in gefühlter Originalgröße. Eine junge Frau mit Basedowaugen und Seidenkleid stiert mich von einer anderen Leinwand an. Typen in Pluderhosen und Rüschenhemden halten angeberisch Schwerter und anderen Glitzerkram hoch, barbusige Marien mit Jesuskindlein werden von pausbäckigen Engeln umkreist. Würde ich mir keins davon ins Wohnzimmer hängen wollen. Ich verbuche die Renaissance unter religiösem Schwulst und das Rokkoko unter Kitsch und erledige die Präraffaeliten in sieben Minuten. Dann fällt mein Blick auf ein Segelschiff im Morgennebel. Man sieht nur die schwarzen Umrisse im rot-gelben Farbenspiel des Sonnenaufgangs – auch der Dampfer, der es schleppt, ist nur angedeutet: der flache Rumpf mit dem hohen Schornstein und der Rauchfahne. Nelsons Schlachtschiff *Temeraire* wird zum Abwracken geschleppt. Eine Ära endet, und mit der Dampfmaschine beginnt eine neue Epoche. Aber auch ohne den Begleittext hätte mich die melancholische wie zuversichtliche Stimmung berührt.

Und so verlasse ich die National Gallery am Ende doch nicht ganz missgestimmt, sondern mit William Turners Bild im Herzen. Ich habe mein Pensum für heute fast geschafft. Ein Kaffee wäre jetzt nett. Oder rauchen. Oder beides. Und danach in meinen Lieblingspub mit den staubigen Plüschsofas, den wackligen Tischen, dem groß gemusterten Teppich, der aussieht und riecht, als hätte Nelsons Großvater da schon sein Bier verschüttet, mit dem gemütlichen Gaskamin und den dicht gedrängten, lärmenden, lachenden, fröhlichen Zechern an der Theke. Drei, vier Pints eiskaltes Bier trinken, fettige Fish & Chips mit grasgrünen Erbsen essen, ein bisschen Small Talk mit dem Thekennachbarn über das Wetter, die Immobilienpreise. Sich von neu gewonnenen Freunden zu weiteren Pints einladen lassen – und sich dann revanchieren. Und schließlich selig und angetrunken nach Hause gehen und gemütlich vor der Glotze bei einer Spielshow in der BBC abhängen oder sich noch eine DVD aus der Videothek holen.

Auf das Kochen freue ich mich wirklich. Mit großer Lust und Vorfreude hacke ich jetzt Koriandergrün, schneide Hühnerbrust, zerstampfe Cashewnüsse und reibe Ingwer für das Hühnercurry. Es duftet fantastisch – und mir läuft das Wasser im Mund zusammen, während die Mischung in der Pfanne vor sich hin köchelt. Es schmeckt auch fantastisch – und ich esse jeden Bissen mit Hingabe und Ehrfurcht. Ich kann es immer noch kaum fassen: Dieses grandiose Curry habe tatsächlich ich gemacht. Ich habe etwas gekocht – und es schmeckt. So gut, dass ich es sogar Gästen servieren könnte. Jamie Oliver empfiehlt zum Hühnercurry eiskaltes Bier.

Brav räume ich die Küche auf – aber dann ist irgendwie die Luft aus dem Tag. Ich nehme Oscar Wildes *Dorian Gray*, aber die Sätze erreichen mich nicht. Erfasse die Handlung, aber tauche nicht ein. Es ist ungewohnt, zu Hause im Sessel zu sitzen und ein Buch zu lesen. Ich bin so gereizt, dass ich die Wände hochgehen könnte. Nikotinentzug vielleicht. Multiple Suchtattacken. Ich habe keine Ahnung, was ich am meisten vermisse – den Kaffee, den Wein oder die Zigaretten. Auf Schokolade könnte ich mich auch stürzen. Gestern Abend habe ich meine letzte Zigarette geraucht. Ich habe sie genossen.

Meine Lungen tief mit würzigem Rauch gefüllt und versonnen den blauen Wölkchen nachgeschaut. Ich werde das Rauchen vermissen. »Gehen wir eine rauchen?« Eine Menge gute Gespräche und berufliche Kontakte begannen so. »Soll ich dir eine anzünden?« Viele romantische Stunden endeten so. Zahllose Reportagen und Features entstanden im blauen Dunst, und heftige Diskussionen wurden in verrauchten Kneipen geführt. Und auf Partys war die Stimmung sowieso bei den Rauchern in der Küche am besten. Ich sollte nicht an so was denken – hier mit meinem Kräutertee in meiner stillen Wohnung. So eine Zigarette kann etwas sehr Tröstendes sein, wenn man allein ist.

Ein paar Mal war ich heute kurz davor, eine zu schnorren. *Wenn du diese zehn Minuten überstehst, wirst du dich hinterher großartig fühlen,* sagte ich mir jedes Mal. Und als ich vorhin an der Straßenkneipe vorbeiging, da war es fast schon ein euphorisches Überlegenheitsgefühl. *Ach, ihr elenden Süchtigen. Wisst ihr überhaupt wie armselig das aussieht, wie ihr euch da an euren Glimmstängeln festhaltet und gierig Gift in eure Lungen saugt?* Ich weiß, dass ich meinen Verzicht gegen etwas Besseres eintausche. Ich will schon lange aufhören, weil es mir nicht guttut. Weil ich kein gelb-graugesichtiger Rentner mit Knitterhaut und bösen Hustenanfällen werden will. Wer sich wirklich etwas wert ist, kann nicht allen Ernstes rauchen. Gestern habe ich meine letzte Zigarette geraucht. Da fällt mir etwas ein, und meine Laune erhellt sich schlagartig: Es müssten noch welche übrig sein, in der Schachtel in meinem Arbeitszimmer.

Das Verlangen nach einem großen, starken Cappuccino
ist übermächtig. Ich werde das Bild in meinem Kopf nicht los.
Werde ich jemals das gleiche Verlangen nach einem
Kräutertee entwickeln?

Tag 1 – Zweiter Versuch
Wenn du gestern stark geblieben wärst, würdest du dich heute großartig fühlen. Keine Frage. Das habe ich mir ja gestern auch schon gesagt. Ich habe es mir bei der ersten, zweiten und auch bei der dritten Zigarette gesagt, und ich habe es mir gesagt, als ich schon unterwegs war zum Kiosk. Um neue Zigaretten und – wennschon, dennschon – Bier zu holen und es mir dann vor dem Fernseher gemütlich zu machen (ist jetzt auch egal). Immer wieder habe ich mir gesagt, dass ich mich heute ärgern würde…

… und ich hatte recht. Natürlich ärgere ich mich. Dass ich schon am ersten Tag wieder schwach geworden bin. Wo er doch so gut angefangen hat mit Sport, Museum und Kochen. Gestern Abend war mir das egal. Die Gier war einfach stärker. Mein innerer Schweinehund hat natürlich aufgetrumpft und sich ausgeschüttet vor Lachen über den Drillsergeanten. Aber besser am ersten Tag scheitern als am fünfzehnten. Ich schätze ohnehin, dass es leichter wird, wenn ich den Anfang hinter mir habe. Ich zerbrösele die restlichen Marlboros über dem Klo und fang noch mal von vorne an. § 13 tritt in Kraft.

Mein Körper ist ein einziger Muskelkater. Jede Bewegung schmerzt und strengt an – aber es fühlt sich trotzdem gut an. Dass da was passiert in meinem Körper. Mich zu spüren. Ich mache einen langen Spaziergang an der Themse und google anschließend William Turner. Lese mehrere Artikel über den Maler und seine Zeit, die beginnende industrielle Revolution. Turners wenig naturalistischer Malstil – sein Spiel mit Licht und Schatten – war anfangs umstritten. Er war zuversichtlich, in Aufbruchstimmung, als er das Bild gemalt hat. Im Rausch der Geschwindigkeit, die die Revolution der Dampfmaschine möglich machte. Eisenbahnen, Dampfschiffe – für die einen Teufelszeug, für andere eine Zukunft voller unbegrenzter neuer Möglichkeiten. Ich habe das Gefühl, in eine für mich neue Welt zu blicken – zumindest ein Zipfelchen davon zu erahnen, und ich finde es aufregend.

Nachmittags lege ich mich mit dem *Bildnis des Dorian Gray* in den Liegestuhl im Garten. Ich habe Oscar Wilde als Startlektüre gewählt, weil ich das Buch vor fast 30 Jahren in der Schule gelesen habe und fasziniert war. Es zieht mich auch jetzt wieder in seinen Bann. Ein Glas Weißwein würde die Situation krönen, aber ich bin auch so ganz zufrieden und entspannt und schlafe in der Sonne ein. Abends wärme ich den Rest meines Hühnercurrys auf – bin erneut ziemlich begeistert –, räume die Küche auf, schreibe noch eine Mail an einen verschollenen Freund, suche die Kleidung für den nächsten Morgen heraus, packe meine Sporttasche. Dann setze ich mich mit Jamie Oliver an den Tisch, suche mir für die kommende Woche sieben Rezepte aus, schreibe die Zutaten heraus und gehe früh ins Bett. Kein schlechter Tag.

Tag 2 – Was soll das?
Von wegen Sport wird mit jedem Mal leichter! Schon an meinem ersten Gerät an diesem Montagmorgen um sechs

Uhr hätte ich weinen können. Nach der Proberunde am Samstag hat der Trainer ein Programm für mich zusammengestellt. Mit denselben Gewichten, aber das kann ich kaum glauben. Ich fühle mich wie Brei, der nur durch Haut zusammengehalten wird, und wie soll ein Pudding irgendwas stemmen? Aber mein Stolz ist zu groß, um dieses »moderate Einstiegsprogramm« abzubrechen. Als ich mir anderthalb Stunden später den Schweiß abdusche, fühle ich tatsächlich so etwas wie Glück. Dass es vollbracht ist. Morgen früh muss ich aber schon wieder hier sein. Tausend Meter schwimmen. Und übermorgen wieder Kraftstudio und Rudermaschine. 27 Tage lang geht das jetzt Morgen für Morgen so weiter. Ich bin gespannt, wann ich erste Erfolge spüren werde. Ich werde heute nicht rauchen, da bin ich sicher.

Im Büro kann ich nur mit Mühe die Augen aufhalten über einem Artikel aus dem Independent. Es soll geheime Truppenabzugspläne aus dem Irak geben, und ich soll einschätzen, wie realistisch das ist. Ich kann keinen klaren Gedanken fassen, so fahrig und unkonzentriert bin ich. Müde bis zum Umfallen und zugleich aggressiv und gereizt. Ich kenne die Symptome: Ich brauche dringend einen Kaffee! Ich hätte nicht gedacht, dass mir ausgerechnet Koffein so fehlen würde. Dass ich es so sehr brauche, um zu funktionieren. Ich bin ein Zombie, ein Unwacher ohne Kaffee. Übellaunig und mit heftigen Kopfschmerzen. *Ich werde mir gut überlegen, warum ich das beschließe, und es später nicht mehr infrage stellen.* Das sagt sich so schön, wenn man bei einem Glas Wein plant, Superman zu werden. Aber wenn sich später vernünftige Gründe ergeben, sollte man einen Plan doch auch ändern können. Alles in allem wäre mir doch mehr gedient, wenn ich mir eine Tasse Morgenkaffee erlaubte. Das ist nicht mal ungesund. »Verarsch mich nicht, Senzel«, raunzt der Drillsergeant. »Du hast den Wisch unterschrieben. Halt dich dran oder geh zurück nach Bad Warmdusch oder Weicheihausen.«

Am Nachmittag habe ich einen Interviewtermin mit Boris Johnson. Damals konservativer Oppositionsabgeordneter – später Londoner Bürgermeister. Mein Magen grummelt ein wenig, weil ich auf Koffein- und Nikotinentzug vier Äpfel, eine Packung Reiscracker und eine halbe Tüte Trockenfrüchte gegessen und mit etwa anderthalb Litern Ingwertee heruntergespült habe. Ich hätte nicht alles, aber doch sehr viel gegeben für einen Schoko-Muffin. Ich kämpfe mit dem Schlaf, während ich in Johnsons Vorzimmer warte. Grüble an Fragen und wie ich sie formuliere und denke an Cappuccino und Himbeertörtchen.

Und dann kommt Johnson mit seinem wirren Blondschopf durch die Tür geschossen und dröhnt: »Vielleicht sollten wir dem deutschen Reporter lieber ein Bett bringen lassen.« Seine Lache ist wirklich unglaublich. Er sei mal Finanzberater gewesen, erzählt er, aber beim Bilanzlesen regelmäßig eingeschlafen. Er war außerdem Verleger, Fernsehtalkshowmaster und reicher Erbe. Er ist ein brillanter Geschichtenerzähler, seine Anekdoten sind amüsant, seine politischen Parabeln geistreich, seine Ideen originell. Unausgegoren, sagen Kritiker. Er hat keine Ahnung von Politik, aber eine Menge Spaß. Vor allem kann er herzhaft über sich selbst lachen, und Humor wiegt in England eine Menge auf. Man muss sich nur mal im Unterhaus anschauen, wie da die Abgeordneten johlen und pfeifen, buhen und kichern wie eine ausgelassene Schulklasse. Ich habe jedenfalls eine Wette verloren, als Boris Johnson später tatsächlich Londoner Bürgermeister wurde. Irritiert hat mich weniger seine politische Ahnungslosigkeit. Sondern dass er so jede Ernsthaftigkeit vermissen ließ. Dass er sich nicht mal bemühte, den Eindruck zu kaschieren, hier betreibe ein rundum mit sich selbst zufriedener Mann die Politik als vergnügliches Spiel. Ein Spaßvogel.

In Deutschland wäre er damit baden gegangen. Aber in London hatte er Erfolg. Meine Stimme hätte er auf jeden Fall – aber das zählt nicht. Möglicherweise war es ja auch der Kaffee, der mich so für Boris Johnson eingenommen hat. Gleich am Anfang hat eine Sekretärin das Tablett hereingebracht. *Ja, ich weiß – wenn ich jetzt stark bleibe, fühle ich mich morgen großartig.* Aber wenn ich jetzt schwach werde, fühle ich mich sofort großartig. Meine Kopfschmerzen verschwinden fast augenblicklich und meine matten Lebensgeister erwachen. Dann greife ich gierig zu den Schokoladenkeksen. Gott sei Dank dauert das Interview lange genug für eine zweite Tasse. Welch ein Vergnügen, solch einem Mann zuzuhören.

Wenn ich jetzt stark bleibe, werde ich mich morgen großartig fühlen. Wenn ich jetzt schwach werde, fühle ich mich sofort großartig.

Tag 1 – Dritter Anlauf

Soll ich mich jetzt wirklich ärgern? Es läuft doch super, alles in allem. De facto lebe ich seit knapp einer Woche gesund – auch wenn heute wieder Tag eins ist. Ich geh zum Sport, koche, räum die Wohnung auf, war im Museum und lese einen Klassiker. Das wird schon. Irgendwann wird es mir furchtbar auf die Nerven gehen, dass ich jedes Mal wieder umfalle – und dann läuft das. »Erfolg ist ein Prozess, der von Scheitern begleitet ist«, hat irgendein verrückter Ballonfahrer gesagt, der gerade einen Weltrekord in den Sand gesetzt hat. Sich nicht mit Misserfolgen aufhalten, sondern einfach weitermachen.

Erfolg ist ein Prozess, der von Scheitern begleitet wird.

Tag 3 – Federleicht

Gestern war ich auf einer Party und habe dort Unmengen Mineralwasser getrunken. Ich fand mich gut. Obschon ich mich durchaus schon besser amüsiert habe auf Partys. Nicht, weil ich mich rechtfertigen müsste oder es irgendeinen interessieren würde, was ich im Glas habe. Sondern weil ich ausgeschlossen bin von der bier- und weinseligen Ausgelassenheit der anderen. Ich werde gereizt und in mich gekehrt und denke, dass ich auch ein Schild um den Hals tragen könnte mit der Aufschrift: »Ich bin eine Spaßbremse«. Zwischendurch fühle ich mich auch total überlegen, als ich glasklar die immer schwerer werdenden Zungen meiner Kollegen analysiere. Aber das macht es nicht besser. Das feuchtfröhliche Geschwätz geht an mir vorbei. Selbstverliebtes Journalistengelaber nervt mich. Die meisten Geschichten kenne ich eh schon. Wäre ich angeheitert, würde ich vermutlich jetzt zum dritten Mal von meinem Boris-Johnson-Interview erzählen oder von der Gartenparty der Queen. Und die ganze Zeit dröhnt diese Stimme in meinem Kopf: »Sei stark, sei stark, sei stark – und du wirst dich morgen großartig fühlen.« Ich kriege nichts mit von der Party. Weil ich den ganzen Abend über nur an den Wein denke, den ich nicht trinke.

Gestern habe ich auf einer Party Unmengen Mineralwasser getrunken. Ich habe mich schon besser amüsiert auf Partys. Weil die ganze Zeit diese Stimme in meinem Kopf hämmerte: Bleib stark! Weil ich den ganzen Abend an den Wein dachte, den ich nicht getrunken habe.

Als ein paar Freunde rausgingen zum Rauchen, stellte ich mich dazu. Lehnte demonstrativ die angebotene Zigarette ab. Großes Lob und Schulterklopfen, sie würden ja auch gerne alle, aber wie das halt so ist … Ich bin stark! Am Ende hat mich tatsächlich ein Raucher vor einem neuen Fehlschlag bewahrt. Weil er mein Flehen und Betteln und die Beteuerungen, das alles nicht so gemeint zu haben mit der Abstinenz, ignorierte – und mir keine gab: »Glaub mir, du würdest dich morgen ärgern.«

Er hatte recht. Heute morgen bin froh darüber. Stolz, munter und glänzender Laune. So habe ich mich noch nie gefühlt nach einer Party. Auch wenn ich nicht viel Spaß hatte. Aber vielleicht kommt das noch, dass es egal ist, ob ich trinke oder nicht. Dass ich einen schönen Abend mit netten Menschen pur genießen kann. Ich war heute morgen schon beim Sport, das vierte Mal jetzt. Es macht immer noch keinen Spaß, aber ist auch kein Drama mehr. Sondern eine selbstverständliche, lästige Pflicht, die ich hinter mich bringe. Danach könnte ich Bäume ausreißen. Ich spüre bereits wieder Muskeln wachsen und ich habe fast ein Kilo abgenommen. Das Sodbrennen – seit Langem mein ständiger Begleiter – ist fast gänzlich verschwunden. Das erste Mal seit mindestens ebenso langer Zeit habe ich eine Nacht durchgeschlafen. Das wattige Gefühl im Kopf, den übersäuerten Magen, die schlappe Kraftlosigkeit, Müdigkeit und Niedergeschlagenheit – ich hatte das nie so wahrgenommen, nicht als etwas Besonderes, es war eben Normalzustand. Erst jetzt, da ich davon frei bin, fällt es mir auf. Als hätte jemand eine Bleidecke von meinen Schultern genommen. Sogar den Kräutertee habe ich genossen. Das warme Wohlbehagen, mit dem er sich im Magen ausbreitet. Während Kaffee im Vergleich dazu doch eher wie eine Faust in den nüchternen Magen haut. Deshalb bringt Kaffee ja auch schneller auf Touren. Drei Tage habe ich unter dem Koffeinentzug gelitten. Heute vermisse ich zum ersten Mal gar nichts. Keine einzige Versuchung musste ich niederkämpfen, und der Tag war schwer in Ordnung so, wie er war. Aufregendes passiert ist nichts. Nach der Arbeit habe ich Hausarbeit erledigt, gekocht, meine Schuhe geputzt und Rechnungen überwiesen. Jetzt werde ich mir noch den Kulturteil des *Guardian* mit ins Bett nehmen und mir vielleicht für die nächste Woche ein schönes Konzert heraussuchen. Noch ein Stündchen lesen, aber mir fallen nach wenigen Seiten die Augen zu. Schlafe ich vor elf schon tief und fest. Ich habe trotzdem nicht das Gefühl, dass ich gerade besonders viel versäume.

Das wattige Gefühl im Kopf, der übersäuerte Magen, die schlappe Kraftlosigkeit, Müdigkeit und Niedergeschlagenheit – es war lange Normalzustand. Plötzlich fühle ich mich, als hätte jemand eine Bleidecke von meinen Schultern genommen.

Das Beeindruckendste an der Tate Gallery ist die riesige Turbinenhalle. Das bedeutendste britische Museum für moderne Kunst ist in einem ehemaligen Kraftwerk untergebracht. Ich stehe etwas ratlos vor einem umgekippten Pissoir. »Marcel Duchamp: Fountain« steht auf dem Schild – also Brunnen, Fontäne. Ein stinknormales Urinal aus dem Sanitärhandel mit der Signatur des Künstlers. Eine Diskussion über den Kunstbegriff wollte er damals auslösen. Jedenfalls ließen sich die Ausstellungsmacher in New York im Jahr 1917 kein umgedrehtes Pissbecken als Kunst andrehen. Bei uns in der Ausstellung? *No way!* Und dann brach eine Riesendiskussion über das Wesen der Kunst los. Die ganze Welt kannte dieses Pissbecken, und deshalb stehe ich 90 Jahre später mit vielen anderen ehrfürchtig staunend davor. Hut ab, Herr Duchamp. Sie sind ein ganz großer Künstler.

Tag 4 – Nichts anzuziehen
Ich stehe vor dem rappelvollen Kleiderschrank – und finde nichts zum Anziehen. Jeden Morgen habe ich dieses Problem. Das eine Sakko hat einen Fleck, beim zweiten fehlt ein Knopf, und das tadellose passt nicht zur

Hose. Und dabei fällt mein Blick jeden Morgen wieder auf ein rotes *Armani*-Sakko mit Schulterpolstern. 1993 war das mal sehr teuer. Das neongelbe Hemd aus New York hängt noch viel länger in wechselnden Schränken. Zusammen mit fast 50 anderen Hemden, von denen ich höchstens fünf wirklich gerne anziehe. Es bleiben nicht viele Stücke, in denen ich mich wirklich wohlfühle. Es ist ein erbärmliches kleines Häuflein auf dem Bett, das ich aus den Schränken gezerrt habe. Der ganze Rest kann eigentlich in die Altkleidersammlung. Einige Hoffnung setze ich noch in den »Reparaturstapel«: Schuhe mit zerrissenen Schnürsenkeln oder kaputter Sohle, Jacken für die Reinigung, jede Menge fehlende Knöpfe. Meine Garderobe ist ein Sanierungsfall. Auch gut gekleidet zu sein, gibt der Seele mächtig Auftrieb. Aber loszurennen, um sich einmal komplett neu einzukleiden, würde es nicht bringen. Du kannst dich ja auch nicht mal so eben an einem Nachmittag neu einrichten. Gute Garderobe muss wachsen, Stück für Stück. Genau wie eine Wohnung. Das ist nichts für vier Wochen »Arschtritt«, das ist Feinschliff. Ich mach hier erst mal nur den Rohbau. Neue Unterwäsche aber werde ich noch diese Woche kaufen. Weil rutschende Socken und ausgeleierte Unterhosen das Wohlbefinden doch auch ganz erheblich mindern können. Ich bin zu alt für die Dreierpackung zu 12 Euro.

Ich stehe vor dem rappelvollen Kleiderschrank – und finde nichts zum Anziehen. Jeden Morgen habe ich dieses Problem.

Tag 5 – Mit dem inneren Schweinehund im Reinen

Gibt es etwas Schöneres, als mit sich selbst und seinem inneren Schweinehund im Reinen in der Sonne zu liegen und ein gutes Buch zu lesen?

Ich fühle mich mit mir und meinem inneren Schweinehund im Reinen und liege entspannt mit dem *Bildnis des Dorian Gray* im Garten. Versinke in dieser aberwitzigen Geschichte vom Verkauf der Seele für ewige Jugend. Der Geruch von Sonne auf nackter Haut – welch köstliches Kindheitsgefühl löst das aus. Sommerknie. Die erste Ahnung von Sinnlichkeit. Ganz weg zu sein in der Welt des Buches, bis zum Ende. Es mit einem leicht wehmütigen Seufzer, aber sehr befriedigt, zuklappen, während die Gedanken immer noch darin verweilen. Dann in die Küche gehen und das Abendessen vorbereiten: Caponata – sizilianischen Aubergineneintopf. *Jamie Olivers Italien*, mein zweites Kochbuch. Ein Brite zeigt mir die italienische Küche. Prallviolette Auberginen in Stücke schneiden, mit Oregano in der Pfanne gelbbraun braten. Tiefrote Fleischtomaten stückeln und dazugeben, würzige Petersilie, Oliven, Kapern, ein Schuss Balsamico – meine Güte, wie das duftet! Jamie Oliver empfiehlt zur Caponata einen leichten Bordeaux.

Genüsse verschieben sich, wenn es keine Schokolade gibt. Wenn du deine Lust auf Süßes mit Obst befriedigen musst. Und dann mal so ganz bewusst der fruchtigen Süße eines Pfirsichs nachschmeckst. Welch ein Genuss und eine Geschmacksexplosion das ist. Jedenfalls wenn du keine Schokolade hast, sonst lässt du natürlich den

Pfirsich liegen. Ich kann sogar schon die Geschmäcker von Apfelsorten unterscheiden. Die kühle Frische von klarem Wasser genießen. Klar, wenn's keinen Wein gibt. Aber auch wenn ich die Freude an solchen kleinen Dingen eher gezwungenermaßen entdecke – es fühlt sich einfach saugut an. So leicht und so rein.

Oft habe ich überraschend Freude gefunden an Dingen, zu denen ich vorher überhaupt keine Lust hatte. Manchmal muss man sich zu neuen Erfahrungen auch zwingen, denen man sich zuvor aus Trägheit und Angst verschlossen hat.

Tag 6 – Zum Sechsten
Wenn ich auf dem Weg zur Arbeit in der Londoner U-Bahn versuche, Marcel Proust zu lesen, verzweifele ich regelmäßig an Sätzen, die in Hampstead beginnen und in Tottenham Court Road noch immer nicht zu Ende sind, und wenn ich abends auf dem Heimweg erneut mein Buch zur Hand nehme, dann wird mir oft erst nach vier Stationen klar, dass ich genau diesen Satz heute schon einmal begonnen habe und dass ich es bis zu meiner Endstation auf keinen Fall schaffen werde, bis zu seinem Punkt zu gelangen. Das waren jetzt zehn Zeilen! Proust bringt es locker auf 23 Zeilen pro Satz. Aber Proust steht nun mal auf meiner Bücherliste. Titel, an die ich mich dunkel aus meiner Schulzeit erinnere, Autoren, die kluge Menschen immer mal wieder zitieren. Jeder »Arschtritt«-Bereich hat sein Motto aus Omas Sprüchekiste. Das Motto auf dem Kulturordner lautet: »Was Hänschen nicht lernt, kann Hans immer noch lernen.« Das ist ein bisschen

sauertöpfisch, aber das war Kultur für mich irgendwie immer. Mit pedantischer Selbstüberwindung quäle ich mich durch halbseitige Bandwurmsätze, auf der Suche nach der tieferen Wahrheit hinter Befindlichkeitsschilderungen einer überdrüssigen Pariser Oberschicht im 19. Jahrhundert. Kein Vergnügen, sondern harte Arbeit. Wie eine neue Fremdsprache: Mühsam Vokabel um Vokabel lernend in der Hoffnung, eines Tages genauso leichthin plaudern zu können. Nach meinem Anfangserfolg mit Oscar Wilde empfinde ich Proust als Rückschlag: Über *Das Bildnis des Dorian Gray* habe ich letzte Woche das Aussteigen verpasst und den Roman anschließend an einem Nachmittag verschlungen. Aber jede große Entdeckungsreise hat ihre Hindernisse und bergige Strecken. Und Proust ist nur eine Hürde von vielen auf dieser Expedition zu mir selbst bei meiner Großoffensive gegen den inneren Schweinehund. Draußen herrscht immer noch schönstes Weißweinwetter. Ein milder – nicht mehr zu heißer – Sommer-Spätnachmittag. Vor den Cafés und Bars sitzen die Menschen fröhlich plaudernd und lachend. Ich würde mich gerne dazusetzen und mir wohlig das Gesicht bescheinen lassen. Aber ich wäre jetzt nicht stark genug, Mineralwasser zu bestellen. »Ich kann allem widerstehen, nur nicht der Versuchung«, heißt es bei Oscar Wilde. Also gehe ich ihr aus dem Weg – und nach Hause. Durchaus mit wehmütigem Bedauern, aber auch verdammt stolz, dass ich mal wieder stark gewesen bin.

Fünf Tage am Stück – Der Berg schrumpft
Das Bild im Kopf ist hartnäckig: Ein beschlagenes Glas kühler Weißwein, der golden in der Nachmittagssonne

funkelt. Essiggeruch verbreitet sich in heißen Dampf-schwaden, als ich den Putzeimer fülle. »Bad sauber ma-chen« ist Punkt acht auf meiner Haushaltsliste. Als ich »Unternehmen Arschtritt« plante, war die Wohnung ein riesiger Saustall. Nicht von Problembergen entmutigen lassen, sondern das Schäufelchen nehmen und irgend-wo anfangen – das gilt auch hier. 28 Halbstunden-Häpp-chen.

Heute wird es länger dauern. Hartnäckige Kalkflecken auf der gläsernen Duschabtrennung, stumpf gewordene Edelstahl-Armaturen, dicke schwarz-feuchte Staubflusen hinter der Toilette. Ich bewege mich in einem Paralleluni-versum: Auf einem öden Planeten voller unangenehmer Pflichten und Verbote weit weg von der Welt fröhlicher Feierabendzecher und lustvoller Genießer. »Mach ein-fach!«, raunzt der Drillsergeant. »Dein Gejammer ändert nix!«

Seit ich mir den widerwärtigen Kerl ins Haus geholt habe, führe ich permanent Selbstgespräche. Ich feuere mich an, stelle mir vor, an einer Eliteausbildung teilzu-nehmen. Es hilft, ein Spiel daraus zu machen. Ein wenig jedenfalls. In meiner Fantasie ist der Drillsergeant ein vierschrötiger Typ mit Bürstenhaarschnitt und kleinen, gemeinen Schweinsäuglein. Emotional zurückgeblieben, intellektuell beschränkt und völlig humorlos. Er erwartet absoluten Gehorsam, akzeptiert keine Entschuldigung und neigt zu gehässiger Schikane. Das Gegenmodell zum verständigen Therapeuten.

Ich stelle ihn mir in seiner Tarnfleck-Uniform vor, wenn ich mich im Fitnessstudio schwitzend an den Ge-räten abkämpfe. Er schreit mich an, wenn ich mich erschöpft fallen lasse und glaube, nicht mehr weiterzukönnen: »Na los, du Schlappschwanz! Noch fünf Sätze, du fauler Sack!« Als die Frau am Gerät neben mir irritiert herüberschaut, wird mir bewusst, dass ich laut gesprochen habe.

An meiner Wohnung sieht man die Veränderungen deutlich. Vielleicht sollte ich jeden Tag ein Foto machen und die Bilder dann hintereinander als Film ablaufen lassen, auf denen sich im Zeitraffer Chaos und Dreck in ein gemütliches Heim verwandeln. Womöglich sollte ich mich auch selbst fotografieren – nackt im Badezimmerspiegel. Der Anblick wird erträglicher, mein Körper bekommt wieder Konturen.

Das Bad muss mir jetzt nicht mehr peinlich sein. Porzellan und Fliesen glänzen, die Armaturen funkeln, es riecht sauber und frisch. Meine Laune steigt rapide, ich freue mich auf das Abendessen: Fischfilet auf Tomatensoße, überbacken mit Mozzarella. Natürlich von Jamie Oliver. Inzwischen habe ich zwei weitere Kochbücher von ihm gekauft. Sie sind mir tröstende Lektüre, wenn die Klassiker mich anöden. Mir läuft das Wasser im Munde zusammen, wenn ich sonntags die Speisenfolge für die kommende Woche plane, Zutaten herausschreibe und meine Einkaufslisten erstelle. Voller Hingabe zerdrücke ich Tomaten im Topf, hacke Oliven und Basilikum, zerrupfe den Mozzarella. Mir durch Zwang eine neue Welt zu erschließen – vielleicht gelingt mir das mit Marcel Proust ja auch noch. Der Fisch riecht super, die Mozzarella-Kruste ist knusprig-braun. Jamie Oliver empfiehlt trockenen Riesling zum Fisch.

So ein Abend ohne Entspannungsdrink, ohne Fernsehen – der kann verdammt still und leer sein.

Ordnung ist rot in meinem Plan und »Klarschiff« das letzte rote Kästchen des Tages. Die Küche ist dann bereits aufgeräumt, aber ich stelle mir vor dem Schlafengehen noch das Frühstücksgeschirr bereit. Suche meine Garderobe für den nächsten Tag heraus. Früher wurde ich zuweilen ziemlich hektisch, wenn ich morgens kein passables Outfit für ein wichtiges Interview oder einen Empfang fand. Morgen früh muss ich nur noch greifen, was da auf dem Stuhl liegt, und auch die Schuhe werden blitzblank geputzt sein. Ich habe das »Klarschiff machen« vom Segeln übernommen. Bevor du in See stichst, muss alles an seinem Platz sein. Weil es dir sonst im Seegang durch die Kajüte fliegt. Eine verheddterte Leine kann lebensgefährlich sein. Und wenn die Maschine im Sturm verreckt, solltest du nicht erst lange nach dem Schraubenschlüssel suchen müssen ...

In meinem Kleiderschrank finde ich inzwischen auf Anhieb Sachen, in denen ich mich wohlfühle. Es hängt nicht mehr viel da, vier blaue Müllsäcke voller Klamotten habe ich zu *Oxfam* gebracht – darunter das rote *Armani*-Sakko und das neongelbe Hemd. Aber was da jetzt noch hängt, das ist tipptopp in Ordnung. Ich habe es inzwischen zu einiger Routine im Annähen von Knöpfen gebracht. So wie Oma gebe ich mich an fernsehlosen Abenden ganz meiner Näharbeit hin. Denke nicht darüber nach, was ich denn morgen alles noch tun muss, sondern konzentriere mich voll und ganz darauf, einen möglichst perfekten Stiel für einen Hemdenknopf zu nähen.

Verblüffend ist, wie viel Spaß mir auch die Organisation meines kleinen »Arschtritt«-Projektes macht. Zeitkästchen-Logistik als kreative Herausforderung. Je kleiner die Schritte sind, in die du einen Plan zerlegst, desto größer wird ja der Aufwand. Wenn du nicht nur »Knöpfe annähen« im blauen Haushalts-Kästchen terminierst – sondern als Unterpunkt »Nähzeug kaufen« zusätzlich auf der roten Einkaufsliste vermerkst. Aber vermutlich wäre sonst bis heute kein einziger Knopf angenäht, weil ich immer das Nähgarn vergessen hätte für meinen Klarschiff-Termin. Natürlich will man so überorganisiert auf Dauer nicht leben – aber das habe ich auch nicht vor. Im Moment finde ich es ganz beruhigend, dass ich vor lauter winzigen Trippelschritten die große Reise nicht sehe. Ich bin ganz schön stolz auf meine Knöpfe.

Die kleinen Dinge mit Hingabe zu tun: Fotoalben sortieren, Knöpfe annähen ... Nicht immer daran denken, was ich noch tun muss, sondern mich ganz darauf konzentrieren, einen perfekten Stiel für einen Hemdenknopf zu nähen.

Das Wochenende mit Britta habe ich abgesagt. Berufliche Termine vorgeschoben. Sie hatte sich eigentlich gefreut, mal ein gesundes Wochenende ohne Alkohol und mit mir zu verbringen, weil ich ihr natürlich am Telefon von meiner Aktion erzählt habe. Es ist ein unverfängliches Thema, und sie findet meinen Elan gut. Vielleicht hofft sie, dass ich zu mir komme. Einen Schritt auf sie zugehe. Normalerweise beginnen wir unser Wiedersehen mit einer Flasche Champagner, und beim Abendessen machen wir weiter mit gutem Rotwein – zur Feier des

Tages. Vielleicht später noch einen Cocktail in einer Bar. Und am Sonntagvormittag ein oder zwei Pints eiskaltes Bier oder englischen Cider draußen in der Sonne mit all den Hunderten fröhlich lärmender Engländer auf der Sommerwiese eines Gartenpubs. Den größten Teil unserer Wochenenden verbringen wir zumindest angeheitert. Deshalb habe ich Britta angelogen, dass ich auf Dienstreise nach Dublin muss. Theoretisch kann man diese »Arschtritt«-Aktion auch als Paar gemeinsam durchziehen, habe ich mir überlegt. Aber wenn man sich dann ohne Glotze und ohne Wein gegenübersitzt, wird das womöglich in jeder Hinsicht ernüchternd. Ich möchte da aber jetzt nicht weiter drüber nachdenken. Über die Konsequenzen, die sich daraus ableiten könnten.

Ich fühle mich verloren. Langweile mich. Sitze im Dunkeln auf dem Sofa, starre regungslos auf den schwarzen Bildschirm und weiß nichts mit mir anzufangen. Es ist beängstigend still. Ein Heizungsrohr knackt, im Nachbarhaus rauscht die Toilettenspülung. Ich fühle mich unendlich einsam und leer. Ich muss an meinen toten Bruder denken. Wir waren uns verdammt nah, aber ich habe in den 13 Jahren nach seinem Tod nicht ein einziges Mal sein Grab besucht. Ich habe mir eingeredet, dass ich das nicht brauche, um zu trauern, aber in Wahrheit konnte ich bis heute nicht loslassen. Ich werde irgendwann auf den Friedhof gehen müssen. Unkontrolliert steigen Tränen in mir auf, steigern sich zum Schluchzen. Die Schleusen haben sich weit geöffnet. Ich gehe zum Kleiderschrank, durchtaste sämtliche Sakkotaschen nach einer möglicherweise vergessenen Zigaretten-Packung. Ich suche nach Kleingeld. »Nein!«, brüllt der Drillser-

geant, »nicht nach fünf Tagen, du bist wohl bescheuert!«
Mir liegt ein »Leck mich!« auf der Zunge, aber irgendwie
kommt es mir selbst armselig vor, jetzt zum Automaten
zu rennen. Nur weil der Abend gerade mal ein bisschen
härter wird. Genau das wollte ich doch – und ich wollte
es unbetäubt. Ich gehe ins Bett, aber ich kann nicht einschlafen, wälze mich unruhig und erschöpft von einer
Seite auf die andere.

Bei meinem Freund Sim war ich auch nie am Grab.
Ein einziges Mal habe ich ihn besucht, als er mit Lun-
genkrebs im Krankenhaus lag. Ich bin immer nur abge-
hauen. Jedem Konflikt, jedem Problem aus dem Weg gegangen. Habe Menschen hinter mir gelassen und Leinen
gekappt, statt die Knoten ordentlich zu lösen. Doch jetzt
schleppe ich sie hinter mir her, und sie drohen sich in
meiner Schiffsschraube zu verheddern. Ich muss schon
wieder heulen. Ich bin so verloren, sehne mich nach einer Umarmung oder doch zumindest einer menschlichen
Stimme. Wahnsinnig vor Traurigkeit und Unruhe laufe
ich durch das Haus. Ich würde gerne rauchen, Wein trinken, Kaffee kochen, Schokolade essen. Ich überlege ernsthaft, Britta anzurufen. Es ist drei Uhr morgens, aber das
wäre kein Problem. Ich bin sicher, dass sie mir zuhören
und tröstende Worte bereithalten würde. Geradezu erleichtert darüber wäre, dass ich mich ihr endlich öffne.
Aber irgendwie wäre es ein bisschen wie rauchen.

---

*Ich fühle mich verloren. Langweile mich. Sitze im Dunkeln
auf dem Sofa, starre regungslos auf den schwarzen Bildschirm
und weiß nichts mit mir anzufangen. Ich fühle mich
unendlich einsam und leer.*

Ich ziehe mich an, verlasse das Haus. Morgendämmerung kündigt sich zartrosa am nachtblauen Himmel an. Die Großstadtluft ist noch frisch und unverbraucht zu dieser frühen Stunde. Das Leben erwacht zögerlich. Eine Kehrmaschine fegt die Überreste der Nacht von den Straßen. In Plastikfolie verpackte Zeitungsstapel liegen vor den Kiosken. Lastwagen beliefern Supermärkte mit frischer Ware. Eine Klappe poltert, Arbeiter unterhalten sich leise, einzelne Schritte auf dem Bürgersteig, das Knattern eines Mopeds, der Dieselmotor eines Busses – ich kann die Geräusche scharf voneinander trennen. Später am Tag werden sie sich zu einer lärmenden Kakofonie vermischen. Die Schatten einer bösen Nacht verflüchtigen sich. Lösen sich auf wie zähe Nebel eines verstörenden Albtraums. Am Picadilly Circus wird der Verkehr lebhafter. Rote Doppeldeckerbusse und schwarze Taxis brausen um den Platz. Ich schaue auf das blinkende Farbenspiel der riesigen Leuchtreklamen und fühle mich sehr lebendig. Spüre dieselbe Faszination wie damals, als ich ganz neu in der Stadt meiner Träume war und völlig ergriffen: »Wow! Ich – Klein-Holgi aus der nordhessischen Provinz – bin tatsächlich in London.«

Ich liebe Britta nicht – das sehe ich plötzlich mit erschreckender Klarheit. Wenn ich mir selbst gegenüber ehrlich bin, habe ich es schon lange gewusst. Mein Herz – das in solchen Dingen immer klüger ist – hat es gewusst. Mein Verstand wollte es nicht wahrhaben. Weil Britta eine attraktive, kluge, humorvolle Frau ist. Weil all meine Freunde mir sagen, welches Glück ich mit dieser Frau habe. Und dass ich es um Gottes willen nicht wieder versemmeln soll. Weil ich mich noch nie getrennt habe, solange keine neue Liebe im Spiel war. Weil ich Torschlusspanik habe mit fast 50. Weil ich schon schlechtere Beziehungen hatte. Sehr viel schlechtere. Weil mir Britta nie das Herz brechen könnte. Jedes Mal, wenn mich die Zweifel im Bauch drücken, erfindet der Kopf ein neues »weil«. Also lasse ich es laufen. Dem Gespräch über Perspektiven weiche ich aus. Schweige mich aus der Affäre, winde mich um Klarheit, bin genervt von ihrem Drängeln und Nörgeln. Bis irgendwann die Frage kommt: Was willst DU denn eigentlich?

Genau da liegt das Problem: Ich habe keine Ahnung! Ich gehe auf die 50 zu und schlingere in wilden Ausweichmanövern durchs Leben. Ich möchte endlich mal irgendwo ankommen.

Gutenachtgeschichten
»Guten Abend, meine Damen und Herren, ich begrüße Sie zu einer neuen Sendung der Space Squirrels«, sagt mein Sohn am Telefon, und dann setze ich ein: »und bevor es weitergeht mit einem neuen Abenteuer unserer drei pfiffigen Eichhörnchen im Weltraum, lesen wir erst mal die Hörerpost vor ...«

Eine Radiosendung als Gutenachtgeschichte zwischen London und Hamburg. Eichhörnchen sind die Lieblingstiere meines Sohnes – und *Star Trek* ist seine Lieblingsserie, also müssen die Geschichten von Joschy, Freddy und Queeky selbstverständlich im All spielen. Es war einer der rabenschwarzen Momente meines Lebens, als mein Sohn nach unserer Schatzsuche sagte: »Ich bin nicht mehr in der Piratenphase!«

Manchmal versuche ich es trotzdem. Dann lasse ich unsere drei putzigen Nager eine Zeitreise machen zu Freibeutern im 17. Jahrhundert. Aber lange sind wir da nie.

Es ist völlig offen, in welche Richtung diese Geschichten gehen. Nach der Begrüßung der Hörer erfinden wir erst ein paar Hörerbriefe. Kritik an der letzten Sendung, Protest gegen die Verlegung der »Space Squirrels« für das Hörspiel *Drei Nasen und ein Furz*. Gaby F. aus Pinneberg wünscht sich eine Zeitreise zu Freibeutern im 17. Jahrhundert. Dann beginnt das neue Abenteuer. Einer von uns beiden beginnt zu erzählen – und nach ein paar Sätzen übernimmt der andere und erzählt die Geschichte weiter. Manchmal fallen wir einander auch ins Wort, weil wir unbedingt eine neue Wendung ins Spiel bringen wollen, eine Zeitreise zu Freibeutern im 17. Jahrhundert beispielsweise. Aber mit dem nächsten Satz sind wir auch schon wieder im Weltraum, und Queeky, der Frechste im Team Eichhörnchen, repariert das Raumschiff mit Ducktape. Das ist dieses reißfeste silberne Klebeband, mit dem in England so ziemlich alles repariert wird. Ein paar Konstanten gibt es: Die Geschichte beginnt immer im Baum der Eichhörnchen im Hampstead-Heath, einem Londoner Park, in dem ich mit meinem Sohn bei seinen Besuchen oft bin. Dann werden Joschy, Freddy und Queeky in die Zentrale der Internationalen Nagetierföderation gerufen und bekommen einen gefährlichen Auftrag von Bernhard Walnut, dem Präsidenten der Nagetierföderation. Der eigentlich eine Katze ist und einen Frosch als Referenten hat, Froggy McFly, weil er zu dem sagen kann: »Sei kein Frosch«. Und dann gibt es Mr Rat, der die

Geheimwaffen baut. Wie das Nussmobil oder die Eichel mit eingebautem Sender. Und das Teil, das aussieht wie ein Toaster. Wozu man das braucht? Na, zum schnellen Rösten von Brot natürlich! Mein Sohn kann sich ausschütten vor Lachen darüber. Und ich auch. Es ist ziemlich albern und ein Riesenspaß. Wir haben es heute mit fiesen Reptilien zu tun, die die Macht übernehmen wollen. Und die setzen Chamäleons als Spione ein, die sind schwer zu enttarnen ... Wir beenden jede Sendung mit einem Cliffhanger. *Hören Sie morgen, wie es weitergeht in einer neuen Sendung der Space Squirrels.* Es sind sehr ausgelassene Momente, eine schöne Tradition inzwischen, die wir beide da teilen. Egal, ob die Sendung nun eine Stunde dauert oder nur zehn Minuten, aber sie ganz ausfallen zu lassen, geht nur in ganz, ganz dringenden Ausnahmen. Und ist auch gefährlich. Weil der Programmdirektor dann das Hörspiel seines Neffen auf unseren Sendeplatz setzen könnte: *Drei Nasen und ein Furz.*

Tag 6 – Briefe schreiben, Radio hören
Was schreibst du einem Menschen, bei dem du dich seit Ewigkeiten nicht gemeldet hast? Wo knüpfst du an bei Freunden, die dir lieb und nah waren, aber seit Jahren komplett aus deinem Leben verschwunden sind? Ich bin aus ihrem Leben verschwunden – das trifft es wohl besser: Ich habe mich nach London und aus ihrem Alltag verabschiedet und irgendwann einfach nicht mehr gemeldet. Manchmal habe ich an den einen oder anderen gedacht und mich gefragt, wie es ihm wohl ergeht und mir ganz fest vorgenommen, mal ein Lebenszeichen zu schicken. Was natürlich so gut wie nie geschehen ist.

Lieber Peter,

endlich komme ich dazu, mich mal bei dir zu melden. Es ist eine Menge passiert in meinem Leben, seit wir uns das letzte Mal gesehen haben ...

Und dann? Schreibe ich über meinen tollen Job und das Leben in Swinging London? Oder was mich wirklich bewegt? Aber so nah sind wir uns nun auch nicht mehr, oder? Als ich meinen Aktionsplan füllte, schien es mir eine gute Idee, mich zu einem wöchentlichen Brief zu verpflichten. Als Ausbruch aus der selbst gewählten Isolation. Am besten mit Füller. So von wegen sinnliche Erfahrung, wenn die Feder über das Papier gleitet. Aber dann fand ich es doch ein bisschen dicke, handgeschriebene Briefe zu verschicken. Zu aufgesetzt. Zu intim. Eben unangemessen. Jetzt kriegt Peter noch den Teil über London und mein Leben und Arbeiten in England – *copy and paste* aus einer anderen Mail, und dann ab damit.

... ich hoffe, es geht dir gut, und würde mich freuen, mal wieder von dir zu hören oder wenn wir uns mal wiedersähen – ob in Hamburg oder London. Gästezimmer ist vorhanden – welcome anytime ...

Aber will ich tatsächlich Peter das ganze Wochenende bei mir in der Wohnung haben? Und den Fremdenführer spielen? Womöglich kommt er tatsächlich ... Wieso schreibe ich eigentlich solche blöden Angebermails? Von wegen ›London-Feeling‹. Abgesehen vom Job könnte ich mein momentanes Leben doch exakt so auch in Pinneberg führen. Oder Passau. Nur mit Shakespeare wär's da schwierig. Nein, es gibt schon vieles hier in London, das ich liebe und das ich vermissen werde, wenn ich zurück in Deutschland bin. Den Geruch dieses Teppichbodens hier etwa. Ich tippe auf Schaumreiniger, aber wann immer ich nach Hause komme, rieche ich als Erstes diesen ganz speziellen Duft meiner Wohnung. Und ich weiß, dass ich zu Hause bin. Ich schicke die Mail an Peter nicht ab.

Ich habe heute wieder einen *radio day*, wie der Woody-Allen-Film über die große Zeit des Radios heißt. Damals machte das Radio die Samstagabendshows. Mit Moderator, Gästen, Sketchen und Orchester in den prachtvollen Sälen der Radiosender vor großem Publikum aufgeführt – und live im Radio übertragen. Ich versetze mich zurück in diese Zeit – als es nur das Radio gab. Sitze mit einem Tee im Halbdunkel und höre Hörspiele und Features in der BBC. Neulich habe ich eine Heizkörper-Sinfonie gehört. Ein Künstler hat die Geräusche von Heizungen (englischen Heizungen, wohlgemerkt!) aufgezeichnet: Ächzen, Stöhnen, Knacken, Glucksen, Zischen – und daraus Musik gemacht. Und darüber spricht er nun in dieser Sendung auf BBC 4 um 23.05 Uhr mit einem Musikwissenschaftler. Man kann im Radio nachts sehr schräge Sachen entdecken, weil viele Sender dann das bringen, was sie dem breiten Tagespublikum lieber nicht zumuten. Schade eigentlich. Oder ich liege im Bett – im Dunkeln – und lausche Konzerten, Reportagen und Hörbüchern. Es ist toll, ein bisschen wie in der Kindheit mit den Hörspielplatten von Räuber Hotzenplotz und der Schatzinsel. Als ich mitgebibbert habe mit Jim

Hawkins und ein fantastischer Film in meinem Kopf ablief. Und ich weiß noch, wie enttäuscht ich war, als ich die Schatzinsel dann im Fernsehen sah. »Radio ist Kino im Kopf – Fernsehen ist Kino im Kasten« – hat mein großes Reportervorbild Carmen Thomas mal gesagt.

Heute Abend höre ich *Krieg der Welten*. Ein Hörspiel von Orson Welles aus dem Jahre 1938. Als die Familien sich abends noch um die Radioapparate versammelten. Es handelt von einer Invasion der Marsmenschen, und Orson Welles hat es als Nachrichtensendung inszeniert. So realistisch, dass Hunderttausende Amerikaner in Panik gerieten und aufs Land flohen. Priester wurden aus dem Bett geklingelt, weil die Leute vor dem Weltuntergang noch beichten wollten ... Tanzmusik ertönt, als ich die CD mit der alten Aufnahme starte, der Radiosprecher kündigt einen bunten Abend mit Raymon Racallo und seinem Orchester an. Ich schließe die Augen und entschwebe in ein einsames Farmhaus irgendwo in New Jersey. Vor meinem geistigen Auge sehe ich den Farmer und seine Frau und die drei Kinder nach einem harten Arbeitstag um das Radio sitzen, um einen vergnüglichen Abend mit der Raymon-Racallo-Show zu verbringen. Nach wenigen Minuten meldet sich der Sprecher: »Wir unterbrechen unser Programm für eine Sondermeldung von der Sternwarte in Princeton.« Es folgt ein Interview mit dem Chef der Sternwarte. Professor Pearson hat seltsame Eruptionen auf dem Mars beobachtet und äußert die Vermutung, es könnte dort intelligentes Leben geben. Ich stelle mir vor, wie sich die Farmerfamilie ratlos anblickt. Der Sprecher sagt vergnügt: Und nun geht es weiter mit Raymon Racallo und seinem Tanzorchester.

Der hagere Farmer wird mit den Schultern gezuckt, seine Frau mit den Füßen zur Musik gewippt haben – was interessieren sie irgendwelche Explosionen auf dem Mars?

Bei der nächsten Programmunterbrechung ist der Sprecher schon deutlich aufgeregter. Bei Grover's Mill in New Jersey ist ein Ufo gelandet. Sie haben einen Übertragungswagen und einen Reporter vor Ort. ... *übergebe jetzt an meinen Kollegen Carl Phillips in Grover's Mill* ... Der Reporter ist völlig außer sich. »Ladies and Gentlemen«, hechelt er ins Mikrofon, »diese Kreaturen, ich weiß nicht, was es bedeutet ... was das alles bedeutet.« Im Hintergrund an- und abschwellende Polizeisirenen, wild durcheinanderschreiende Menschen, sphärisches Brummen. Irgendetwas passiert hier ... »Ein kleiner Strahl von Licht kommt aus dem Raumschiff. Was ist das? Ein Feuer kommt aus dem seltsamen Objekt.« Die Stimme des Reporters überschlägt sich: »Oh Gott, was ist das?« Man hört die panischen Schreie der Flüchtenden, der Reporter muss schreien, um den grässlichen Lärm zu übertönen. »... der Wald fängt Feuer, die Autos stehen in Flammen, Oh mein Gott, hier ...« Stille. Nichts mehr. Mitten im Satz bricht die Verbindung ab. Die Schreie, die unheimlichen Geräusche, die sich überschlagende Reporterstimme. Nur noch statisches Rauschen. Drei, vier, fünf Sekunden lang unendliche Stille. Fünf Sekunden, in denen die Fantasie sich selbst überlassen bleibt. Und dann wieder diese unbeteiligte Stimme des Radiosprechers: »Meine Damen und Herren, die Verbindung zu unserem Reporter Carl Phillips wurde leider unterbrochen. Wir bemühen uns, sie wiederherzustellen. Aber zunächst geht es weiter mit Raymon Racallo und seinem Tanzorchester ... «

Ich spüre die Gänsehaut meiner Farmerfamilie. Der Mann geht ängstlich zum Fenster, lässt sich aber nichts anmerken vor Frau und Kindern, blickt in den Himmel – Grover's Mill ist keine 100 Meilen entfernt. Draußen regnet es, der Sturm rüttelt an den Läden. Die Kinder fragen:»Papa, was ist das?« – und auch im Blick seiner Frau liegt Angst. Er sagt so ruhig er kann:»Keine Ahnung, aber wir dürfen nicht die Nerven verlieren, lasst uns ein paar Sachen zusammenpacken – für alle Fälle.«

Zur selben Zeit werden die Polizisten im Columbia-Broadcasting-Gebäude mit ihren Holzknüppeln an die verriegelte Studiotür geklopft haben. Bombastische Musik setzt ein – die pathetische Sprecherstimme:»Sie hörten das Hörspiel *Krieg der Welten*.« Ein Tusch, dann meldet sich ein belustigter Orson Welles:»Und denken Sie daran, wenn es heute Nacht an Ihre Tür klopft: Das sind keine Außerirdischen – es ist Halloween.«

Deutsche Seele

1939 stellte die BBC ihr Fernsehprogramm auf unbestimmte Zeit ein – mitten in einem Mickey-Mouse-Film. Sechs Jahre später nahm sie ihr Programm mit demselben Film und folgendem Satz wieder auf:»Wir bitten, die Programmunterbrechung zu entschuldigen ...« Das ist britisch. Diese absolute Unaufgeregtheit mit einem Schuss Absurdität. Man weiß nie so genau: Meinen die das jetzt ernst oder veräppeln die mich? Oder sich selbst? Der Brite regt sich jedenfalls nicht auf. Stoisch erträgt er alle Widrigkeiten des Lebens. Er drängelt nicht. Er wird nicht laut. Er beschwert sich nicht. Sondern macht höchstens ein Witzchen.

Wunderbar! Man nimmt sich als Deutscher immer wieder vor, von so viel Gelassenheit zu lernen. Aber man kann schlecht aus seiner Haut. Ist nun mal so gedrillt, dass man Missstände möglicherweise eher beheben würde – statt sie klaglos hinzunehmen. In Deutschland hätte man die Londoner U-Bahn längst dichtgemacht und eine komplett neue gebaut mit großen, lichten Bahnhöfen statt der deprimierenden Kellerlöcher. Aber solche Gesamtlösungen sind typisch deutsch. Der britischen Mentalität entspricht es eher, hier etwas zu frickeln, da etwas zu improvisieren, bis es wieder einigermaßen geht. So funktioniert das ganze Land – gerade noch so eben.

Ich muss mir bloß die Verkabelung in der *Tube* anschauen. In meiner Heimat jedenfalls endet ein Kabel, das als rotes beginnt, auch rot, weil man nicht einfach irgendwelche Kabel aneinanderflickt. Und man verlegt sie in Kabelschächten oder führt sie über Putz genau waagrecht in exakt gleichen Abständen voneinander mit Schellen an der Wand entlang. Aber man schmeißt sie nicht einfach bündelweise in die Ecke oder bindet einen armdicken, ineinander verdrehten Wust mit Draht an die Tunnelwand, wo er bis zum Boden durchhängt. Als ich mich im Pub darüber mal lustig machte, fanden das alle ziemlich komisch. Dass man sich über so etwas Gedanken machen kann, wie London Underground die Kabel verlegt. Dass einem so etwas überhaupt auffällt. Meine Güte, diese Deutschen …

Ich wollte nie ein typischer Deutscher sein. Man macht sich als Deutscher ja gern lustig über das eigene Land und die ganze Spießbürgerlichkeit und Provinzialität und dieses Ernsthaft-Effiziente. Deutsche neigen dazu, woanders alles besser zu finden: französische Lebensart, englische Gelassenheit, italienisches Dolce Vita, amerikanische Zuversicht … Aber seit ich im Ausland lebe, spüre ich jeden Tag aufs Neue, wie deutsch ich doch in meiner Seele bin. Neulich habe ich einen für englische Maßstäbe sehr deutlichen Beschwerdebrief an meinen Vermieter geschrieben. Seit einem halben Jahr läuft mein Duschwasser auf den Küchentisch des Mieters unter mir. Sieben Klempner waren da und haben es nicht auf die Reihe bekommen. Ich zahle eine absurd-horrende Londoner Miete, aber ich darf nur »vorsichtig duschen«. Alles muss man sich nun wirklich nicht bieten lassen. Wenige Tage später bekam ich die Antwort meines Landlords, sie begann mit dem Satz: »Sie haben natürlich völlig recht, und in einer perfekten Welt dürfte so etwas nicht passieren, aber leider leben wir nicht in einer solchen.«

Ego und Arbeit *oder* Arbeit am Ego

Der Tod im Funkhaus

Ich war der Tod, der im Funkhaus umging, und raffte verhasste Kollegen und Chefs gleich reihenweise dahin. Als vor fünf Jahren mit der psychischen Krise der Karriereknick kam, fand mein Frust sein Ventil in einem Roman. Einem Krimi über eine geheimnisvolle Mordserie in einem öffentlich-rechtlichen Sender und zugleich Schlüsselroman über den ganzen Irrsinn einer solchen Anstalt. Man erkennt die echten Vorbilder im NDR in meinem Buch sehr gut, sie werden mit all ihren typischen Marotten und Redewendungen der Lächerlichkeit preisgegeben. Die meisten werden grausam ermordet – einer fällt dem Suff und dem Wahnsinn anheim. Mindestens drei von ihnen waren damals disziplinarische Vorgesetzte von mir – und drei waren disziplinarische Vorgesetzte von meinen Chefs.

Ich möchte spontan auf die Knie fallen vor Dankbarkeit, dass dieser Roman nie veröffentlicht wurde. Beim Ausmisten meines Arbeitszimmers habe ich das Manuskript entdeckt. Mich zwischen Bergen von Altpapier auf dem Fußboden sitzend darin verloren. Ein Trip in die Vergangenheit, und der fühlt sich nicht gut an. Wie ein Loch im Zahn, und du kannst nicht aufhören, immer wieder mit der Zunge daran herumzuspielen – obwohl es schmerzt. Ich habe akzeptiert, dass mein Verstand damals zeitweise außer Kontrolle geraten war. Aber dass ich das hier für einen großen Wurf hielt – das irritiert mich maßlos. Dass ich mich verrannte, dass meine Gefühle mit mir durchgingen – meinetwegen. Aber dass mich mein professionelles Urteilsvermögen offenbar so ganz und gar verlassen hatte – das erschreckt mich. Die Geschichte ist absurd und die Handlung wirr – und in beinah jeder Zeile spüre ich die Wut und den Frust.

Ich bin peinlich berührt, wenn ich daran denke, wie vielen Menschen ich das Manuskript zum Lesen gegeben habe. Weil ich so stolz darauf war. Überzeugt, groß herauszukommen. In Talkshows meine kritische Stimme zu erheben und meinem Intendanten entgegenzuschleudern: »Sie sind der Totengräber des öffentlich-rechtlichen Rundfunks!« Ich hielt mich für ein verkanntes Genie und war felsenfest überzeugt davon, dass ich im Beruf schikaniert und gemobbt wurde. Dass ich ein Opfer war – obwohl ich das Boot tatkräftig mit ins Abseits gerudert hatte. Ich hatte meinem Vorgesetzten offen den Krieg erklärt und mich dann beschwert, dass meine Leistungen nicht gewürdigt wurden.

In der Klinik habe ich meine literarische Generalabrechnung vollendet. Nächtelang in meinem Zimmer wie besessen in die Tasten gehackt, herzlich gelacht über witzige Einfälle, die mir jetzt nur noch platt erscheinen. *Die Anstalt* sollte mein Roman doppeldeutig heißen.

In meiner Rundfunkanstalt ist der Mörder ein Flurgespenst. So nennt man Mitarbeiter, die irgendwann ins Abseits gedriftet sind. Die in irgendeinem abgelegenen Büro vergammeln und laut vor sich hin murmelnd über die Flure schleichen. Wenn du einem Flurgespenst begegnest, berührt dich der Eishauch des Versagens. So möchte man nicht enden. Das Flurgespenst in meinem Roman schlägt zurück. Bringt sie alle nacheinander um – all die Typen im NDR, die mich jeden Tag genervt haben. Zum Schluss der große Showdown. Das Flurgespenst ist mit seinem .45er-Colt auf dem Weg zur Konferenz. Ebenso der unglücklich verliebte Kripokommissar, der immer noch den kokainsüchtigen Reporter für den Mörder hält. Da hallen auch schon Schüsse aus dem Konferenzsaal. Der Kommissar erschießt aus Versehen den Programmdirektor, und der Intendant erscheint volltrunken am Tatort.

»Ein prophetisches Buch«, spottete mein bester Kumpel. Geradezu die perfekte Empfehlung für den Job des Flurgespenstes. Ich fand das nicht komisch. Mir war es ernst. Ich hielt ihn für neidisch. So wie alle anderen Freunde, die mich überreden wollten, das Buch am besten gar nicht oder zumindest unter Pseudonym zu veröffentlichen. Aber ich war geradezu besessen davon, meinen Namen auf dem Cover des Buches zu lesen. Habe Päckchen um Päckchen gepackt mit jeweils 378 ausgedruckten Seiten und sie an Verlage geschickt. Wartete auf den Beginn der Bieterschlacht. Dachte darüber nach, ob ich den Programmdirektor in der Verfilmung lieber mit Götz George oder Heiner Lauterbach besetzen würde.

Keine Ahnung, ob ich auf meine Therapeuten gehört hätte. Jedenfalls hätte ich ihnen keine missgünstigen Motive unterstellt. Aber sie haben es ja nicht mal versucht, mich abzuhalten von meinem literarischen Rachefeldzug. Und ich habe viel und oft darüber gesprochen, sowohl mit Dr. B. als auch danach in der ambulanten Therapie. Der eine wünschte mir zum Abschied, meinen Namen auf der Spiegel-Bestsellerliste zu lesen. Die andere nahm das Skript mit nach Hause. So viel verstehe sie ja nicht von Medien, meinte sie diplomatisch. Aber man muss nicht vom Fach sein, um es zumindest überdenkenswert zu finden, nach einem halben Jahr Krankheit wegen schwerer Depression in den Job einzusteigen mit einem »Knüller«, in dem die Chefs bloßgestellt oder ermordet werden. Schöner kann man ja als Psychologe die destruktiven Mechanismen eines Patienten nicht präsentiert bekommen.

Ich habe mir ziemlich oft im Leben ein Bein gestellt. Ich hatte mit 18 Jahren die Schule ohne Abitur verlassen, bei einer Lokalzeitung volontiert und ging mit 21 als freier Mitarbeiter zum Hessischen Rundfunk. Mit 24 bekam ich einen wichtigen Radiopreis und verdiente 100.000 Mark – viel Geld damals. Mit 28 hatte ich mir als Reporter in der ARD einen Namen gemacht und es auf eine Viertelmillion pro Jahr gebracht. Mit 31 war ich Chefreporter für sechs Privatsender, hatte einen Audi Quattro als Dienstwagen, reiste Business durch die Welt und führte in Luxushotels ein Leben, wie sich Klein-Holger aus Nordhessen das Reporterdasein in seinen kühnsten Träumen vorgestellt hatte. Aber ich habe mein Kapital nicht gewinnbringend angelegt – und damit meine ich nicht vorrangig das Finanzielle, sondern den großen Vorsprung, den ich mir mit dieser Karriere in jungen Jahren erarbeitet hatte. Ich habe alles in vollen Zügen verprasst. Aus Überheblichkeit und Unreife. Egal, wie gut man in seinem Job ist – man empfiehlt sich nicht für eine ernsthafte Karriere, wenn man als Reporter mit einem .357er-Magnum-Revolver im Kofferraum live über den Hamburger Arafat-Besuch berichten will. »NDR-Reporter mit Revolver bei Arafat« – titelte *BILD*, und im Text hieß es: »Die .357er-Magnum ist die stärkste Kurzwaffe, die es gibt. Du kannst damit Elefanten stoppen und Motorblöcke durchschießen. Dirty Harry hat eine. Holger Senzel hat auch eine. Und deshalb hat der NDR-Mann jetzt Probleme.«

Ich war überzeugt, dass ich ein Opfer war. Dabei habe ich tatkräftig das Boot mit ins Abseits gerudert.

An irgendeiner Kurve habe ich den Anschluss verpasst – und es nicht gemerkt. Aber irgendwann funktioniert es eben nicht mehr, sich mit jungenhaftem Charme durchzumogeln. Irgendwann sind Entgleisungen keine Jugendsünden mehr, sondern Charakterdefizite. Die Maßstäbe hatten sich verändert – und ich hatte es nicht mitbekommen. Was mir in der Therapeutenpraxis sehr plausibel schien, hat im echten Leben nicht funktioniert. Ich bin nun mal nicht allein auf der Welt.

Nach meinem Klinikaufenthalt ging ich zurück in meinen Job. »Wir freuen uns, dass Holger Senzel wieder bei uns ist. Herzlich willkommen zurück!« In den vergangenen Wochen hatte ich mir diese erste Konferenz oft in meiner Fantasie ausgemalt. 22 Gesichter waren jetzt auf mich gerichtet. Ich suchte Misstrauen darin. Häme. Geringschätzung. Einige lächelten. Wissend? »Du, der Senzel war in der Psychiatrie ...« Ich hatte meine ersten Sätze oft geprobt, aber nun brach mir die Stimme. Ich hatte mich für Offenheit entschieden. Wollte alle Gerüchte im Keim ersticken, indem ich klipp und klar und unverschnörkelt erzählte, was los gewesen war. Von der Klinik. Krise als Chance. Sie honorierten es mit beifälligem Nicken und anerkennendem Gemurmel, der Chefredakteur freute sich noch mal über meine Rückkehr – dann wurde das Tagesprogramm besprochen. Beim Hinausgehen erntete ich ein paar ermunternde Schulterklopfer und Sätze wie »Müssen mal 'nen Kaffee trinken«, dann kehrten sie alle an ihre Arbeit zurück. Jeder hat seinen Job, der Laden muss laufen – und er lief ja auch die letzten Monate ohne mich. Willkommen im Leben.

Ich habe immer gern hinter dem Mikrofon gesessen. Als Moderator im Studio die Reporter angesagt und Politiker interviewt. Ich mochte die Anspannung und Hektik aktueller Sendungen, denn kein Medium kann so schnell auf Ereignisse reagieren wie das Radio. Ich blieb gelassen bei Stress und konnte zur Not auch ohne einen Fetzen Papier flüssig und strukturiert reden. Es fiel mir leicht, deshalb hat mir mein Beruf immer Freude gemacht.

Jetzt hatte ich nur noch Angst. Mein Hemd war klatschnass, meine Kehle staubtrocken. Das Rotlicht über dem Mikrofon leuchtete auf ... *durch die Sendung führt Sie Holger Senzel ...* Ob man im Radio mein wild pochendes Herz hörte? Mit brüchiger Stimme stolperte und haspelte ich mich durch hölzerne Texte. Zweimal wöchentlich war ich am Mikrofon. Ein moderater Einsatz; meinem Zusammenbruch geschuldet. Aber ich hatte schlaflose Nächte deswegen. Trotzdem sagte ich meinem Chef, ich wolle mehr. »Sie sind ein Hochleistungssportler, der sich beide Beine gebrochen hat«, sagte er, »lernen Sie doch erst mal wieder laufen.«

Und tatsächlich strauchelte ich mächtig. Meine Probleme hatten sich in der Zwischenzeit nicht in Luft aufgelöst, sondern brav gewartet. Trafen mich mit solcher Wucht, dass mir die Luft wegblieb. Es gab Verpflichtungen, die keine Rücksicht auf Befindlichkeiten nahmen. Ich war voller panischer, verzweifelter Überforderung. Überzeugt davon, dass mich jeder beobachtete und sich fragte, ob ich's denn wohl schaffen würde … Und das musste ich ja wohl. Wo ich doch wochenlang in der Klinik war, um meine Probleme zu lösen.

Meine Probleme hatten sich während der Therapie nicht in Luft aufgelöst, sondern brav gewartet. Trafen mich mit solcher Wucht, dass mir die Luft wegblieb. Ich war voller panischer, verzweifelter Überforderung. Überzeugt davon, dass mich jeder beobachtete und sich fragte, ob ich's denn wohl schaffen würde … Und das musste ich ja wohl. Wo ich doch wochenlang in der Klinik war, um meine Probleme zu lösen.

Ich wohnte damals auf einem umgebauten alten Frachtsegler. Der Traum eines hessischen Binnenländlers von der weiten See. Ein wundervoller Platz zum Träumen. Die Abende am Kamin, der Kontrollgang über Deck, die schreienden Möwen, das leichte Schwanken.

Auf das Wasser zu schauen und die Teakholzspeichen des großen Steuerrades zu streicheln und sich vorzustellen, auf hoher See zu sein. Um allein damit loszusegeln, war das Schiff zu groß mit seinen 27 Metern und der Technik von 1918. Es war im Grunde auch zu groß und zu alt, um es mit vertretbarem Aufwand instand zu halten. Ich hatte das Schiff schon lange vor meinem Zusammenbruch vernachlässigt, der Rost blühte, das Holz faulte und die Elektrik fiel komplett aus. Ich saß im Dunkeln und fror. Mein Traum wurde zu einem stählernen Gefängnis, das langsam, aber sicher mit mir verrottete.

Ich hatte wenig Lust, Leute zu treffen. Wenn ich aus dem Funkhaus kam, war ich dermaßen erschöpft, dass ich nur noch nach Hause wollte. Abhängen, entspannen, einen Wein trinken. Aber ich war kein bisschen entspannt. Ich vibrierte. Gelegentlich traf sich meine Ex wieder mit mir, mit ihrem Neuen lief es wohl nicht so gut. Ich lud sie zum Essen und ins Kino ein und erzählte ihr, wie sehr mich die Therapie verändert hätte. Dann fuhr ich sie wieder nach Hause. Zu ihrem Freund.

Mein Leben fühlte sich durch und durch trostlos an. Ich hatte mich mutig mir selbst gestellt – aber das half mir jetzt nicht weiter. Ich spürte, wie mir das Leben schon wieder entglitt. Ich war mutlos, verzagt und unsagbar erschöpft. Stemmte mich mit aller Kraft gegen die Bleidecke, die sich wieder über mich legte. Weil es diesmal keinen Ausweg gab, wenn ich es nicht schaffte. Es machte mir Angst, mit welcher Wehmut ich zuweilen an die Abende im Gemeinschaftsraum der Klinik dachte, mich nach den Gesprächen mit Dr. B. sehnte.

Ich traf mich mit einer Mitpatientin, die zwei Wochen

nach mir entlassen worden war. Caren war wegen ihres Drogenproblems in der Klinik gewesen, und wir hatten auf der Toilette meines Privatzimmers so manchen Joint geraucht. Jetzt rauchten wir Heroin. Ja, Heroin ... Ich konnte zum ersten Mal verstehen, was mein Bruder mit dem tiefen Frieden beschrieb, den ihm das Heroin schenkte. Ich hatte damals keinerlei Verständnis dafür, dass man sich einer solchen Droge ausliefern kann. Ich hatte meinen Bruder auf Entzug erlebt, nachdem er aus seinem Umfeld zu mir nach Hamburg geflohen war. Mit einer Gelbsucht. Ich hatte ihn im Krankenhaus besucht und anschließend aufgepäppelt. Und dann hatte es ihn doch wieder gepackt, und ich musste zum Frühdienst – aber Auto und Dirk waren weg. Weil er beim Heroinkauf am Hauptbahnhof von einem Zivilfahnder erwischt worden war. Das Geld hatte er mir natürlich auch geklaut.

Schließlich war ich unendlich froh, als er wieder nach Darmstadt heimkehrte – wo er sich wenig später den goldenen Schuss setzte. Mit 29 Jahren ist mein Bruder in einem Kneipenklo an einer Überdosis gestorben. Was für ein erbärmlicher Abgang! Ich verstehe bis heute nicht, was da passiert ist. Mein Bruder war ein gut gebauter, 1,90 Meter großer Mann mit Intelligenz und Humor und einem einnehmenden Lachen. Ein Sonnyboy. Die Frauenherzen flogen ihm nur so zu. Und er verlor sich ans Heroin, verschleuderte all seine Gaben, um sich immer tiefer und tiefer in die Scheiße zu reiten, wie man so schön sagt. *So ein Arschloch*, denke ich manchmal wütend – ich vermisse ihn bis heute schmerzlichst. Seinen Witz, seinen Geist, sein sonniges Gemüt, das er sich mit Drogen weggeballert hat. Gibt es einen Punkt, an dem das Leben kippt? An dem man die Hoffnung und die Zuversicht verliert? Gab es im Leben meines Bruders so einen Punkt? Sein Absturz begann, nachdem er seinen heiß geliebten Hanomag-Bus im Suff zu Schrott gefahren und seinen Hund hatte abgeben müssen. Daran war er wohl selbst schuld, natürlich – aber das machte es ja nicht besser. Und ein kaputter alter Bus ist kein Grund, sich gänzlich aufzugeben.

Woran liegt es also, ob wir eine Niederlage als so fatal empfinden, dass sie uns resignieren lässt?

Woran liegt es also, ob wir eine Niederlage als so fatal empfinden, dass sie uns resignieren lässt? Dirk hatte schon eine ganze Reihe hochfliegender Projekte in den Sand gesetzt. Das Informatikstudium war ein Fehlschlag, ein Volontariat schmiss er. Er sollte als Deutschlehrer ein halbes Jahr nach Russland gehen und kehrte schon am Moskauer Flughafen entmutigt um. Er war der Älteste in seiner WG, ein Student ohne Perspektiven, aber zugleich der verrückte Poet mit dem Wohnmobil und dem Hund. Dann brach ihm auch dieser letzte Rückhalt weg.

Es war einer der Lieblingssprüche meines Bruders, dass die schrecklichen Geschichten und Peinlichkeiten von heute zwei Jahre später spannende Geschichten sind. Aber damals hat er offenbar daran nicht mehr geglaubt. Was wäre wohl mit mir geschehen, wenn mein Schiff untergegangen wäre, als es noch alle Hoffnungen und Träume und die Rolle des »letzten Piraten« trug? Vielleicht würde Dirk heute darüber lachen, wenn sein Hanomag irgendwann durchgerostet auseinandergefallen wäre, wenn diese eine Trunkenheitsfahrt damals gut gegangen wäre – so wie viele andere davor. So wie viele meiner Fahrten im Suff fürchterlich hätten schiefgehen können. Ich könnte eine Familie mit zwei Kindern auf dem Gewissen haben und selbst im Rollstuhl sitzen. Und ich bin nur deshalb heute in London, weil der Vater mit Durchfall auf dem Klo saß und die Familie dadurch verspätet aufbrach. Verdanke mein Leben womöglich einem Stück verdorbenem Fisch … Oder es hätte mich nur zufällig ein Kollege sehen müssen – beim Drogenkauf im Schanzenviertel.

Das Heroin. Ich spritzte es nicht, ich rauchte es. Ich bildete mir ein, es im Griff zu haben. Höchstens ein Mal die Woche – daran hielt ich mich. Meistens. Aber wie ich diesen Abenden entgegenfieberte. Wie die Vorfreude darauf alles andere überschattete. Keine körperliche Sucht, nie habe ich irgendwelche Entzugserscheinungen gespürt, aber solche Sehnsucht, so ein Verlangen nach diesem Zustand völliger Entrücktheit. Sonst gab es ja nichts Erfreuliches in meinem Leben. An der NDR-Pforte überfiel mich jeden Morgen die Panik. Dasselbe Gefühl wie vor dem Zusammenbruch. Ein Déjà-vu. Sehr vertraut und beängstigend. Aber meine Schicht war um vier zu Ende, dann konnte ich Caren in der Schanze treffen, und ich gab ihr Geld, um Stoff zu kaufen, und aller Ärger fiel ab von mir, während ich gespannt auf ihre Rückkehr wartete. Wir sprachen kein Wort, während wir durch den Hamburger Hafen zu meinem Schiff fuhren. Hörten laute Musik und waren bester Laune. Gierig schaute ich ihr zu, wie sie das kleine Päckchen mit dem braunen Pulver oder den weißen Kristallen öffnete. Einmal hatte uns einer reingelegt. Für 100 Mark Sand verkauft. Ich war so niedergeschmettert, enttäuscht und voller Wut und Hass – ich fand keine passenden Worte dafür. Betrogen um meinen Abend. Ganz tief den beißend-süßen Rauch in die Lungen saugen und – *womm*, du schwebst. Ein Mal in der Woche ging ich noch zur Therapie. Es ist schon erstaunlich, auf wie vielen Ebenen ich unterwegs war. Mich nicht im Geringsten scherte um Zusammenhänge. Meine Rollen spielte. Eines Nachmittags rief mich die Reaktion auf dem Heimweg an. In meiner Nachbarschaft sei ein Mietshaus eingestürzt und ob ich per Handy eine kurze Reportage machen könnte. Ich hatte aus Kriegen berichtet, aber jetzt spürte ich Panik in mir aufsteigen. Als ich dann zwischen den zuckenden Blaulichtern, Feuerwehrmännern, ratlosen Anwohnern und kreischenden Flexen stand und in all dem Chaos das Wesentliche überblickte, merkte ich: Ich kann es noch. Die alten Reporterinstinkte funktionieren. Mir stand der Schweiß auf der Stirn, und ich war nervös bis zum Gehtnichtmehr – aber ich habe diese anderthalb Minuten mit Anstand über die Bühne gebracht. Ich war stolz auf mich. Dass man mit Heroin einfach so wieder aufhören kann, hat mich verblüfft. Vermutlich ist am Ende gar nicht die Droge das größte Problem – sondern die Alternative. Ich hatte eine Menge zu verlieren. Wenig später durfte ich nach Oslo fliegen und über die Hochzeit von Prinz Haakon und Mette-Marit berichten. Ich fasste wieder Fuß im NDR. Wurde wieder Teil dieses Apparates, den ich in meinem Roman auf die Schippe genommen hatte. Ich hatte sämtliche Hoffnungen in dieses Buch gesetzt. Meine letzte Chance, noch mal groß rauszukommen. Aber keiner wollte es drucken. Zwei Monate früher hätte es mich niedergeschmettert, mir den letzten Strohhalm zerbrochen. Aber nun nahm ich den Misserfolg erstaunlich leicht. Weil mir dämmerte, dass es möglicherweise doch keine so gute Idee war, in das Nest zu scheißen, in dem ich warm und trocken saß.

Dann bot man mir London an, und damit war das Buch endgültig vergessen. Korrespondent im Vereinigten Königreich, besser geht's nicht. Der Ritterschlag sozusagen. Ich war schon am Packen, als ein süddeutscher Verlag anrief. Sie hätten Interesse an meinem Buch. Wenn überhaupt, würde ich es unter einem Pseudonym veröffentlichen, das war mir klar. Und um ein Haar wäre mir mein Übermut mal wieder zum Verhängnis geworden, der in meinem Leben stets die fataleren Folgen hatte als mangelndes Selbstwertgefühl. Ich hatte meinen Traumjob in der Tasche, ich war der König der Welt, und jetzt bekam ich auch noch einen Buchvertrag. Ich bin ein Sieger – dachte ich. Besoffen von Eitelkeit. Aber es wussten so viele Leute von meinem Buch, und es kursierten so viele Kopien, dass ein Pseudonym mein Inkognito kaum noch bewahrt hätte. Einen Skandal hätte es sicher nicht ausgelöst, dafür war es zu banal. Aber ich hätte mich unendlich lächerlich gemacht. »Das Radio wird niemals sterben«, ruft das Flurgespenst, als es nach seinem Amoklauf von der Polizei abgeführt wird. Später wird sich ein Terrorkommando, das Rundfunkantennenmasten in die Luft jagt, nach ihm benennen. Puhh! 378 Seiten.

Unschlüssig wiege ich den Packen in der Hand. Vor mir steht ein großer blauer Müllsack, voll mit alten Zeitschriften und angefangenen Tagebüchern, Autokaufverträgen und Gebrauchsanleitungen von Geräten, die längst nicht mehr existieren. »Genau da gehört es rein«, sagt der Drillsergeant. »Lass los, wirf Ballast ab, das tut gut.« Es ist mir peinlich, aber es gehört auch dazu. Sagt eine Menge darüber aus, wie ich damals gefühlt und gedacht habe. Ein wichtiger Teil meines Lebens – ob es nun veröffentlicht wurde, oder nicht. Es ist kein Ballast. Ich kann gut damit leben. Ich legte es zurück in den Schrank. Vielleicht ist es ja doch ganz komisch, wenn ich es nicht mehr mit den Augen anderer lese, sondern endlich darüber lachen kann. Bleibt nachzutragen, dass ich den Namen meines Beinahe-Lektors später noch einmal in einem Zeitungsbericht über einen Arbeitsgerichtsprozess las: Der Mann war nämlich vorher Redakteur bei einer öffentlich-rechtlichen Rundfunkanstalt gewesen, hatte einen Krimi geschrieben, der in einem fiktiven Spätzle-Sender spielt, und war daraufhin von seinem Sender fristlos entlassen worden.

Weiter im Plan

Tag 8 – Auf der anderen Seite des Zauns ...

Beethovens Neunte ist wie *ein Blick in das Antlitz Gottes*. Das habe ich heute in die sogenannten Morgenseiten meines Tagebuchs geschrieben. Ich hatte schon immer eine Neigung zum barocken Pathos. Aber es war wirklich überwältigend, und es wirkt noch immer nach. So viel Verzweiflung, Wahnsinn, Wut und Leidenschaft in Musik auszudrücken. Ich höre ja Musik sonst eher nebenbei. So beim Aufräumen, Zeitunglesen oder Kochen. Aber da in meinem Sessel zu sitzen, die Augen zu schließen und Beethoven in voller Lautstärke zu hören – wow! Da muss er durch, mein Nachbar, ich muss auch 15-mal am Tag den Flohwalzer seiner unbegabten Tochter am Klavier mitanhören.

Beethoven! Du versinkst in diese ruhigen, unglaublich harmonischen, friedlichen Passagen und denkst – ja, jetzt kommt er endlich zur Ruhe und findet Frieden – und dann bricht es wieder mit solcher Gewalt aus ihm heraus, dass du mitleidest mit seiner gequälten, gehetzten Seele, dass es dich anrührt, in welch geniale Schöpfung des menschlichen Genius' so viel Leiden an sich selbst geflossen ist. Ich habe geweint, weil ich in seiner Musik diesen zerrissenen Menschen gespürt habe und er mir so unendlich leidgetan hat. Aber es waren gute Tränen.

Ein Blick in das Antlitz Gottes. Das ist mächtig fett aufgetragen. Peinlich, wenn ich es später noch einmal lese. Wie so vieles in alten Tagebüchern. Dabei könnte ich heute nicht einmal mehr sicher sagen, was stimmt und was gelogen ist. Weil es in gewissen Zeiten meiner Jugend mal en vogue war, der Freundin das Tagebuch zu geben. So als Zeichen des absoluten Vertrauens. Und es natürlich vorher noch eines gewissen Feinschliffs bedurfte. Ich kann mich noch gut erinnern, wie ich tagelang bis tief in die Nacht am Schreibtisch saß und frisierte und schönte und der Realität und meinen Gefühlen eine neue Richtung gab. Das meiste liest sich ohnehin, als hätte Franz Kafka einen wirklich sehr üblen Tag gehabt. Weil ich mir vor allem in finsteren Zeiten eine gewisse reinigende Wirkung vom Tagebuch versprach – während ich in glücklichen Momenten wenig Neigung hatte, sie schreibend zu verbringen. Es ist furchtbar öde. Wenn man nicht Josef Stalin, Winston Churchill oder Donald Duck heißt, macht Tagebuchschreiben letztlich keinen Sinn.

Diese Morgenseiten dagegen schmeiße ich in Kürze weg. Und deshalb muss ich mir auch keinerlei Hemmungen auferlegen. Es geht darum, den Ballast aus dem Hirn zu fegen, den Kopf freizukriegen. Jeden Morgen direkt nach dem Aufstehen schreibe ich drei Seiten voll. Alles, was mir gerade einfällt, manchmal völlig unstrukturiert. Da kann auch stehen: »Mir fällt nix ein, mein Kopf ist leer.« Die Idee stammt aus Julia Camerons Buch *Der Weg des Künstlers*. Ein Programm zur (Wieder-)Belebung der eigenen Kreativität. Ein Ratgeber, den ich wirklich brauchbar und intelligent fand. Im Gegensatz zu all den anderen Büchern, die mir meine Mutter mit dem Hinweis geschickt hat »Das wird dir auch helfen«. Oder die ich mir in der Hoffnung gekauft habe, dass vielleicht doch was dran ist, weil sie sonst ja nicht so unglaublich viele Leute lesen würden. All diese Ratgeber à la »Positive Gedanken verändern die Welt«, die mir weismachen wollen, ich müsste – zack – einfach nur mein Gehirn auf Rosa schalten, und schon werde ich glücklich, reich und berühmt.

Mein Selbstbild prägt die Außenwirkung, na klar! Aber wo sitzt der Schalter, der aus von Versagensängsten und Pessimismus geprägten Zweiflern selbstsichere, mutige Optimisten macht? Ich fühle mich immer auf den Arm genommen, wenn ich so etwas lese, und denke: Ja genau, das stimmt hundertprozentig, Superidee ...

... und dann umblättere, weil ich gespannt bin, wie es funktioniert und was ich machen muss. Aber dann ist das Kapitel schon zu Ende.

»Setzen Sie Ihre Hoffnungen nicht aufs Lottospielen«, rät *Simplify your Life*, meine Nummer eins auf der persönlichen Ratgeber-Hassliste. »Nehmen Sie sich stattdessen vor, jedes Jahr so viel zu sparen, wie Ihnen ein Fünfer im Lotto einbringen würde.« Und wie soll das gehen? »Wenn Sie jeden Monat 500 Euro sparen, sind das bei einer Verzinsung von 12 Prozent in 20 Jahren eine halbe

Million.« Ernsthaft, das steht genau so da. Ich soll mir kreative Freiräume verschaffen, indem ich banale Tätigkeiten delegiere, rät mir der Autor. Einen Fahrer zu engagieren, sei auch für Normalverdiener durchaus vernünftig. So wie er mir davon abrät, in einem ungeliebten Beruf zu verharren, der meine Fähigkeiten nicht zur Geltung bringt:»Haben Sie Mut zur Veränderung, auch in höherem Alter. Der Arbeitsmarkt wird immer dynamischer. Es wächst die Zahl der Seniorenfirmen, gegründet von ausgestiegenen 50- und 60-Jährigen, die bevorzugt ihre eigene Altersschicht einstellen.«

Kurz nach meinem 40. wollte ich auch alles hinschmeißen. Aus dem goldenen Käfig der Festanstellung ausbrechen. Ich fühlte mich ausgebremst, gelangweilt, nicht gewürdigt. Ich war überzeugt, meine Fähigkeiten würden anderswo mehr geschätzt, und streckte meine Fühler aus. Ich bekam ein Angebot als stellvertretender Chefredakteur der *Neuen Revue* – weil der Verlag den Ehrgeiz hatte, das Blatt politischer auszurichten (so in die Richtung der früheren Illustrierten *Quick*). Es war wie im Film. Dieser Typ mit Schnauzbart und Weste, goldenem Dupont-Feuerzeug, fixiert mich durch den Rauch seiner Filterlosen und sagt dann voller Pathos:»Ich biete Ihnen hier den größten Challenge Ihres Journalistenlebens!« Natürlich kann man nicht für einen Betrieb arbeiten, für den man sich schämen muss.»Und – was machst du so?« –»Och – ich bin Politikchef bei so einer Illustrierten ...« *Neue Revue* – auf was für Ideen man kommen kann. Tatsächlich war ich einen Moment lang in Versuchung. Schlicht und ergreifend, um mir zu beweisen, dass ich den Mut habe, etwas komplett Neues anzufangen. Und vielleicht auch, weil es so skurril war, so absolut jenseits dessen, was ich je in meinem Leben getan hatte. Bliebe noch zu erwähnen, dass die *Neue Revue* kurze Zeit später vom Markt verschwand.

Wenn du am Ende bist, solltest du nicht über radikale Veränderungen nachdenken, weil dich genau das in diesem Moment völlig überfordert. Kümmere dich dann erst einmal darum, dass du deinen Alltag wieder einigermaßen auf die Reihe kriegst und klar siehst.

Wenn du am Ende bist, solltest du nicht über radikale Veränderungen nachdenken, weil dich genau das in diesem Moment völlig überfordert. Kümmere dich dann erst einmal darum, dass du deinen Alltag wieder einigermaßen auf die Reihe kriegst und klar siehst. Genau das tue ich jetzt: mein Leben in den Griff kriegen. Aber war ich denn schon wieder am Ende? Ich sehe diesen trübsinnigen, selbstmitleidigen Typen an seinem 47. Geburtstag mit zwei Flaschen Sekt auf seinem Balkon. Ich versuche, mich an die Angst und Resignation und Niedergeschlagenheit, die seelische und körperliche Erschöpfung zu erinnern. Aber obwohl es nicht mal vier Wochen her ist, kann ich keine Empfindungen zu den Bildern abrufen – jetzt, aus diesem totalen Wohlbefinden heraus. Ich weiß nicht, wann es mir das letzte Mal so gut ging. Ich bin sehr stolz auf die Disziplin, mit der ich mein Leben organisiere. Um sechs im Fitnessstudio. Der kleine Sieg jeden Morgen gegen die innere Trägheit, die fester werdenden Muskeln, die Klarheit und Stärke, die straffere Haltung, es ist erstaunlich, in welche Euphorie es mich versetzt, wie zufrieden es mich macht, mein Leben zu ordnen. Job, Haushalt, kochen, lesen, Hemden bügeln, perfekte Knopfstiele nähen. Und wie viel Energie und Tatendrang ich trotz des straffen Programms immer noch habe. Meine Oma hat immer gesagt:»Wenn du willst, dass etwas erledigt wird, frag einen, der viel zu tun hat. Keinen, der viel Zeit hat.« Der eine hat's im Griff, der andere kriegt's nicht auf die Reihe. Ich kenne beide Seiten und kann gut nachempfinden, wie es einem Langzeitarbeitslosen geht. Je länger du in lähmender Trägheit verharrst, desto schwerer kommst du da wieder raus. Selbst die kleinste Anstrengung überfordert dich. Nur dass diese Passivität in meinem Fall von innen kam.

Der Durchhänger rund um meinen 47. fällt jetzt nicht mehr ins Gewicht. So etwas kommt vor, das muss man nicht überbewerten. Depression erscheint mir inzwischen doch arg übertrieben. Ich will nicht, dass es eine Depression war. Ich will, dass das ein für alle Mal hinter mir liegt. Nie wieder will ich in dieses tiefe schwarze Loch hineinfallen und nie wieder diese entsetzliche Leere in mir erleben. Man fällt da auch nicht rein. Man gräbt sich quälend langsam dem Tiefpunkt entgegen. Diesmal habe ich das Ruder herumgerissen. Aber es war haarscharf. Ich hatte mein Leben längst nicht mehr im Griff. Ich hatte einfach nur großes Glück, dass es nicht zu irgendeiner folgenschweren Panne kam, die mich noch weiter aus der Bahn geworfen hätte. So war das vor sechs Jahren. Stück für Stück krachte mein Leben zusammen – und ich schaute mit tieftrauriger, fassungsloser Resignation zu und konnte nichts dagegen tun. Jeder weitere umstürzende Dominostein verstärkte die Panik – aber auch die lähmende Passivität. Als würde das Blut in meinem Körper nach und nach durch Blei ersetzt.

Ich habe Angst, dass die Depression in mir steckt wie eine chronische Krankheit. Ich darf mich nicht niederdrücken lassen von der Schwermut. Muss die Handlungshoheit über mein Leben behalten, das ist das Wichtigste. Denn jeder noch so kleine Erfolg widerlegt das Gefühl völligen Ausgeliefertseins. Momentan ist das weit weg. Ich bin in einer geradezu heiteren Grundstimmung. Betrachte mein chaotisches Leben mit all den vermeintlich verpassten Chancen milder als je zuvor. Weil ich sehe, dass ich auch eine Menge richtig gemacht habe.

Nie wieder will ich in dieses tiefe schwarze Loch hineinfallen und nie wieder diese entsetzliche Leere in mir erleben. Aber offenbar kann ich jetzt rechtzeitig »Stopp!« sagen, wenn mich die Schwermut anfällt.

Vor allem, dass ich nicht bei jedem Frust die Brocken hingeschmissen und auch mal üble und langweilige Zeiten überstanden und die Zähne zusammengebissen habe. Herrje – ich wollte schon so vieles … Aussteigen. Um die Welt segeln. In die Entwicklungshilfe gehen, Menschen helfen – statt immer nur darüber zu berichten, was andere Menschen erleben. Das zog sich durch mein Leben, diese generelle Unzufriedenheit mit dem, was ich tue. Aber womöglich liegt das ja in der Natur der Sache. Weil das Leben fast immer anders läuft, als man sich das als junger Mensch vorgestellt hat.

Journalist wollte ich werden, nachdem ich den Film

über die Watergate-Affäre gesehen habe. Robert Redford und Dustin Hoffmann als Washington-Post-Reporter, die den amerikanischen Präsidenten stürzen. Missstände aufdecken, den Mächtigen auf die Finger schauen, die Welt ein Stück besser machen. Und je älter du wirst, desto öfter und selbstkritischer stellst du dir die Frage: Was habe ich aus meinem Leben gemacht? Und dann fängst du an zu hadern oder wirst bitter und zynisch. Weil das Leben banaler ist und du selbst durchschnittlicher bist, als du dir das mit 20 vorgestellt hast. Als das Leben noch endlos und die Möglichkeiten grenzenlos schienen. Was schon damals nicht stimmte. Du kannst nicht alles schaffen, was du willst. Du machst dich höchstens unglücklich, wenn du das glaubst.

Manchmal ist es besser, Träume loszulassen – als jahrelang mit der eigenen Feigheit, Unfähigkeit oder den bösen Umständen zu hadern, die dich daran hindern, Grenzen niederzureißen. Oft übersiehst du dabei die Möglichkeiten, die sich innerhalb dieser Grenzen bieten. Und tust stattdessen gar nichts. Du hast ja den großen gescheiterten Traum als Ausrede. Veränderungen beginnen nicht mit der Kündigung oder der Scheidung. Sondern vielleicht mit einer Diät, einem neuen Anzug oder regelmäßigem Frühstück und langen Waldspaziergängen. Es wird nie alles so sein, wie man es gerne hätte. Wie meine Oma sagte: »Auf der anderen Seite des Zaunes ist das Gras grüner.«

Man kann nicht alles haben im Leben
»Herr Senzel, man kann nicht alles haben im Leben«, sagte meine Therapeutin eines Tages. Ich war darüber

empört und bestürzt, weil das auch meine Oma hätte sagen können. 20 Sitzungen lang hatten wir meine Seele umgegraben und Verletzungen betrachtet und uns behutsam meinen Bedürfnissen genähert. Und jetzt speiste sie mich ab mit solchen Binsenweisheiten. Dabei saß ich wirklich in der Klemme und brauchte Rat. Meine Affäre war aufgeflogen, und ich musste mich entscheiden zwischen fester Freundin und Geliebter. Auf die Idee, dass keine von beiden die Richtige war, wäre ich damals nicht gekommen. Ich blieb beim Bewährten und fühlte mich fortan beobachtet und schuldig. Ein halbes Jahr später habe ich sie wegen einer anderen verlassen. Um unbelastet neu anzufangen. Diesmal wird alles anders. Keine Lügen mehr, keine Heimlichkeiten. Da lachen ja die Hühner!

Es ist ein Selbstwertproblem, habe ich in der Therapie gelernt. Ich zweifele so sehr an mir, dass ich mir nicht vorstellen kann, um meiner selbst willen geliebt zu werden. Was sich dann ja auch jedes Mal bestätigte, wenn meine Freundin herausbekam, was für ein »verlogenes Arschloch« ich in Wahrheit war. Das nennt man dann kontraphobisch: Du betrittst einen Raum voller fremder Menschen, überzeugt davon, dass dich keiner mag, und begrüßt sie mit »Na, ihr Arschlöcher!«. Und ihre Reaktion bestätigt dich: Hab ich doch gleich gewusst! Aber ich bin gar kein Idiot – ich bin kontraphobisch. Ich war ein Musterpatient in jeder Therapie. Ich habe nicht nur begriffen, sondern geradezu verinnerlicht, was ich da Woche für Woche über mich selbst lernte. Und erzählte dann abends einer neuen Eroberung von meiner Therapie. Ein Mann, der sich selbst hinterfragt, so etwas mögen viele Frauen. Einen, der wahrhaftig ist und nicht vor sich selbst wegläuft. Theoretisch jedenfalls.

Natürlich ist jeder Therapeut machtlos, wenn ihn der Patient belügt. In erster Linie bin ich dann auch wütend auf mich, weil ich das Gefühl habe, zehn Jahre meines Lebens sinnlos verquatscht zu haben. Mich selbst beschissen, mir etwas vorgemacht zu haben. Nämlich dass ich an mir arbeite, mich meinen Problemen stelle. Das habe ich wirklich geglaubt.

Erstaunlich finde ich, dass es auch meine Therapeuten geglaubt haben, dass sie mir meine wöchentlichen Selbstinszenierungen durchgehen ließen. Ich dachte immer, Psychologen seien geschult darin, zwischen den Zeilen zu lesen. Durch die richtigen Fragen der Wahrheit auf die Spur zu kommen. Ich will mich nicht meiner Eigenverantwortung entziehen, aber bemerkenswert ist das schon: Dass da ein begabter, leistungsfähiger junger Mann zehn Jahre lang eine Therapie nach der anderen macht und dabei seine Probleme de facto immer nur verschlimmert. Dass ihm die Wahrnehmung für die eigene Person und die Interessen anderer immer mehr entgleitet und er sozusagen therapiebegleitet langsam, aber sicher in eine schwere Depression schlittert, die ihn ein halbes Jahr außer Gefecht setzt.

Man kann nicht alles haben im Leben. Natürlich hätte das meine Oma sagen können. Aber das spricht ja nicht gegen diese Therapeutin – sondern für Oma. Sie hätte auch sagen können: »Da kann ich Ihnen auch nicht helfen, da müssen Sie selbst sehen, wie Sie wieder aus der Scheiße rauskommen.« So etwas will man aber natürlich nicht hören als Patient. Der Patient glaubt daran, dass die Therapie selbst schon Teil der Lösung ist. Und deshalb sagen Therapeuten so klare, einfache Sätze auch nur ganz selten. Weil sie das ganze Gequatsche ein wenig relativieren. Immerhin ist es einer der wenigen Sätze aus all meinen Therapien, die mir bis heute im Gedächtnis geblieben sind. Man kann nicht alles haben. Dieser Satz holt einen zurück auf den Teppich. Am Ende ist die Wahrheit ganz schlicht: Bescheiß dich nicht selbst!

Wie alles – eine Frage der Priorität

Jetzt bin ich hellwach. Habe mich in Rage gegrübelt. 2.58 Uhr. Seit einer Stunde kann ich nicht mehr einschlafen. Man kann nicht alles haben. Ich stehe schon wieder vor diesem Problem. Meine Vertragsverlängerung für London steht an. Und ich stehe im Wort bei meinem Sohn. Ich habe ihm versprochen, nächstes Jahr nach Hamburg zurückzukehren. Damals, als mir zwei Jahre Ausland schon unglaublich lang schienen. Ich könnte die Enttäuschung in den Augen meines Sohnes nicht ertragen. Und zugleich dreht sich mir der Magen um beim Gedanken an endlose Konferenzen und Redaktionsschichten …

… Ich brauche einen Moment, um das Brummen in den Tiefen meiner Träume dem Wecker zuzuordnen. Vor gefühlten zehn Minuten muss ich eingeschlafen sein. Ich fühle mich wie gerädert und habe einzig den Wunsch, weiterzuschlafen. Doch ich ziehe das nicht wirklich in Erwägung, sondern koche mir halb wach einen Kräutertee und kleide mich an. Anfangs haben mein innerer Schweinehund und mein Drillsergeant heftige Kämpfe ausgefochten um jede Minute länger im Kuschelbett. Es ist leichter geworden mit jedem Tag, auch wenn es mir heute genauso graust vor der Schinderei im Fitnessstudio wie ehedem. Es wird mir ewig ein Rätsel bleiben, wie Menschen echte Freude am Sport als solchem finden können. Aber ich freue mich darauf, es hinter mir zu haben. Diesen Moment, wenn ich hellwach, frisch geduscht und fit aus der Tür des YMCA trete. Ich warte eine halbe Stunde auf meine U-Bahn, dann steckt der proppenvolle Zug im Tunnel fest, wird wegen einer technischen Störung zurückbeordert, und ich suche im strömenden Regen erfolglos den angekündigten Busersatzdienst.

»Good morning, my German friend«, begrüßt mich die junge Frau am Empfang des Fitnesscenters lächelnd. »Lausiges Wetter heute, nicht wahr?!«

»Irgendwann werde ich die U-Bahn in die Luft sprengen«, entgegne ich und sie lacht: »Sagen Sie mir Bescheid, dann helfe ich Ihnen!« Ich bin spät dran heute, in der Umkleide zieht sich Bob schon die Schuhe an, er ist Stammgast hier wie ich. »Du Glücklicher bist schon fertig«, sage ich, aber er winkt ab: »Ich war schon fertig, bevor ich angefangen habe.« Lennie steht vor dem Spiegel und kämmt dünne Haarsträhnen über seine Stirnglatze. »Gutten Morgänn, Pickelhaube«, krächzt er, weil er das jedes Mal wieder urkomisch findet und sich geradezu ausschütten kann vor Lachen. Lennie ist seit zwei Jahren Witwer und offensichtlich sehr einsam. Er hat mir schon seine Familienfotos gezeigt. Es ist ein bisschen wie in einem Stamm-Pub. Du triffst jeden Morgen dieselben Gesichter, reißt ein Witzchen über die freiwillige Schinderei, während du von der Butterfly-Maschine zur Latissimus-Presse wechselst. Ein paar Sätze über den Beruf, das Wetter, die Heimat beim Abtrocknen nach der Dusche. Seit ich mal erzählt habe, dass die Deutschen nackt in die gemischte Sauna gehen, ist das immer wieder ein beliebtes Thema. Das hat sie doch sehr schockiert.

Glück entsteht aus Aufmerksamkeit.

Ich erlebe plötzlich jeden Tag irgendwelche netten Begebenheiten mit völlig fremden Menschen. Ein freundlicher Plausch an der Bushaltestelle, ein aufmunterndes Lächeln in der Kassenschlange. Das Gänseblümchen im Asphalt, spielende Eichhörnchen in einem Stadtpark, zwei Händchen haltende Alte. Kleinigkeiten, völlig banale Dinge, die du normalerweise gar nicht wahrnimmst und die doch ein Stück Heiterkeit in dein Herz bringen. Kürzlich hat mir eine Frau aus Uganda im Bus ihre Lebensgeschichte erzählt. Sie war die Tochter eines Stammesfürsten, musste fliehen und ist gerade mit einer Fremdenpension in Nordengland Pleite gegangen. Nach acht Stationen stieg sie wieder aus meinem Leben aus. Ich habe mir nie etwas aus Small Talk mit Fremden gemacht. Ich habe mich oft einsam gefühlt, weil ich in London keinen echten Freund habe. Umso mehr verblüfft es mich, wie sehr mich diese Begegnungen auf einmal berühren. Dem Leben ein Gefühl von praller Fülle geben. Ich bin allein, aber nicht einsam, weil es alles im Überfluss gibt, wonach sich mein Herz sehnt: ein Lächeln, ein freundliches Wort, ein Stückchen Wärme an einem nassgrauen Tag. Glück entsteht aus Aufmerksamkeit.

»Es ist sinnlos, den Michael Kohlhaas zu spielen«, sagte mein Vater, wenn ich als Schüler gegen die Lehrer-Autorität rebellierte. Michael Kohlhaas war also ein Rebell. Jemand, der gegen Ungerechtigkeit kämpft, aber dabei die Kräfte der Realität nicht beachtet. Wenn mein Vater ihn nicht gut fand, musste er per se ein guter Typ sein. Kleists *Kohlhaas* war das dritte Buch auf meiner Liste. Weil ich mir schon damals vorgenommen hatte, es zu lesen, als mein Vater Michael Kohlhaas zitierte. Ich habe es aber natürlich nie getan.

Jetzt frage ich mich, ob mein Vater tatsächlich gewusst hat, wer Michael Kohlhaas war. Oder ob ich ihn gewaltig unterschätzt habe. Michael Kohlhaas war jedenfalls kein rebellischer Held, sondern ein sauertöpfischer Schurke, der »aus Prinzip« über Leichen geht. Solche Entdeckungen versetzen mich jedes Mal in regelrechte Verzückung. Wenn liebevoll gepflegte Annahmen plötzlich einstürzen und sich dir neue Zusammenhänge eröffnen. Wie in dieser Fernsehsendung, die ich immer mit meinem Sohn geschaut habe: Wissen macht Ah… Auch wenn es völlig nutzloses Wissen ist. Etwa dass »Sabotage« vom französischen Holzschuh der Handwerker kommt, dem Sabot, mit dem sie bei einem Streik die Maschinen blockierten.

»In einem gesunden Körper wohnt ein gesunder Geist«, steht als Motto auf dem gelben Ordner: Körpersanierung. Heute habe ich mich gefragt, ob das womöglich ein Nazi-Spruch ist. Weil er so nach Körperertüchtigung und kaltem Wasser und »Sei hart gegen dich selbst« klingt. Stattdessen stoße ich auf den altrömischen Dichter Juvenal. Einen Schöngeist. Der das überhaupt nicht so meinte, dass ein fitter Body clever macht. Sondern dass ein gesunder Geist und ein gesunder Körper die beiden wichtigsten Dinge seien, für die man beten solle. Alles, was mich beschäftigt, hat irgendwer schon mal gedacht.

Ich habe *Michael Kohlhaas* übrigens nicht zu Ende gelesen. Mochte den Stil nicht. Habe den Rest im Schnelldurchlauf durchgeblättert, weil ich wissen wollte, wie es ausgeht. Man kann sich nun mal nicht mit allen Büchern anfreunden – egal, ob Schwanitz sagt, dass man sie gelesen haben »muss«. *Ulysses* von James Joyce beispielsweise. Die Menschheitsgeschichte an einem Tag. Ein Meisterwerk. Ein Jahrtausendbuch. Ich hab es wieder von meiner Liste gestrichen, nachdem ich in der Buchhandlung einen Blick hineingeworfen hatte. Grundgütiger, warum sollte ich mir das antun? Wo doch das Lesen momentan mein einziges Vergnügen ist. Ich habe stattdessen *Die Schatzinsel* gekauft, und ich freue mich schon beim Aufstehen darauf, mich abends ins Bett zu kuscheln und zu versinken in dieser wundervollen Jungsgeschichte einer Schatzsuche mit Meuterei und Piraten und diesem einbeinigen Schurken John Silver – schlitzohrig, witzig, opportunistisch, mein eigentlicher Held. Und mein Kulturevent für die kommende Woche? Der neue *James Bond!* Man kann sich auch innerhalb klarer Regeln seine Freiräume schaffen.

Tag 9 – To be or not to be

Stratford upon Avon, Shakespeares Geburtsstadt. Kleine, windschiefe Fachwerkhäuser, Pubs mit Butzenscheiben, Kopfsteinpflaster. Pittoresk würde man das Städtchen nennen, wären nicht die Horden von Touristen und Dutzende Andenkenläden mit Shakespeare-Büchern, -Tassen, -Mobiles, -CDs. Ich habe mein wöchentliches Kulturevent mit einem Wochenendausflug kombiniert, mir ein Zimmer in einem netten kleinen Hotel gebucht und für heute Abend eine Theaterkarte besorgt. Der Nahverkehrszug von London-Paddington hat statt anderthalb Stunden drei Stunden gebraucht, weil die automatische Türöffnung defekt war und sämtliche Fahrgäste an jedem Halt durch die einzige noch funktionierende Tür ein- und aussteigen mussten. Das sah sehr lustig aus, wie sie da alle jedes Mal wieder im Gänsemarsch durch den Zug gegangen sind. Ich bin ein bisschen durchgefroren, weil die Klimaanlage defekt war und die Luft im Zug auf gefühlte drei Grad heruntergekühlt hat. Deshalb lasse ich mir jetzt erst einmal ein Bad ein. Ich freue mich auf den Abend, bin aufgeregt und sehr gespannt, ob es bei mir wirkt: dieser ganze Kosmischer-Orgasmus-der-Sinne-Kram, von dem Schwanitz schreibt. Das Handy klingelt. Britta glaubt mir nicht, dass ich allein zu Shakespeare fahre. Vermutet eine andere Frau dahinter. Als ich sie überzeuge, ist sie trotzdem sauer: »Mit mir hast du das nie gemacht ...« Die Badewanne ist immer noch halb leer. Ich nehme mir einen Tomatensaft aus der Minibar und fläze mich im Bademantel mit der Zeitung aufs Bett. Der Wasserdruck in England ist fast überall erbärmlich, es dauert ewig, bis eine Wanne voll ist ...

... ich erwache vom Klopfen an meiner Zimmertür. Als ich aufspringe, quatschen meine Füße in dem durchnässten Teppich. Aus dem Bad plätschert es munter weiter, knöcheltiefes Wasser auf den Fliesen. Ich drehe hektisch die Hähne zu, dann haste ich zur Tür, an die jetzt ein weiteres Mal geklopft wird. Blicke in das freundliche Gesicht eines älteren Herrn, der lächelnd sagt:»Entschuldigen Sie die Störung, Sir! Aber ist es möglich, dass Sie ein Problem mit Ihrem Bad haben, bei dem ich behilflich sein kann?«

Tag 10 – Perfekt oder entspannt

Auf der Hotelrechnung stehen 400 Pfund für den Wasserschaden. Ich will schon protestieren – aber was würde es nützen? Er würde mich seines ganzen Mitgefühls versichern für meinen Ärger:»Natürlich, Sir, ich verstehe Sie, das ist doch klar, Sir«, und meinen Unmut einfach abperlen lassen an seiner unerschütterlichen Höflichkeit. Selbst wenn ich laut werde, wird er mich weder mit einem harschen»Nein«brüskieren noch sich meine Unverschämtheiten verbieten. Sondern fände meinen Standpunkt»interessant«oder»nachvollziehbar«. Und am Ende würde ich mich fühlen wie der letzte Flegel und beschämt von dannen ziehen, während er mir die Tür aufhält und fröhlich eine gute Reise wünscht. Das muss ich jetzt nicht haben. Also entschuldige ich mich noch einmal wortreich für die Unannehmlichkeiten.»Macht gar nichts«, lächelt er,»unseren japanischen Gästen passiert das andauernd.«

Ich habe gestern Shakespeare gesehen. Ich sollte über solch kleinlichem Hadern wegen läppischer 400 Pfund stehen. Manchmal versetzt mich diese englische Höflichkeit aber in Rage. Dieses permanente Um-den-heißen Brei-Herumreden. Gleichzeitig denke ich schon wieder mit Grausen an die Miesepetrigkeit meiner deutschen

Landsleute. Wie sie rummeckern und sich beklagen, weil der Zug zehn Minuten Verspätung hat, und wie sie sich drängeln und schubsen vor der Tür und die Rolltreppen blockieren, weil sie nicht kapieren, dass man rechts stehen und links gehen muss ... Mit welch munterer Gelassenheit die Londoner die Widrigkeiten einer Metropole hinnehmen, die immer kurz vor dem Kollaps steht. Die im Chaos von Heathrow noch ein Witzchen darüber reißen, dass der Flug ausgefallen und ihr Gepäck auf dem Weg nach Kuala Lumpur ist. Statt zu toben und zu wüten und British Airways Klagen anzudrohen. Aber vermutlich funktioniert Deutschland genau deshalb so perfekt, weil sofort eine Revolution ausbricht, wenn mal was nicht ganz so läuft. Entweder ein entspanntes oder ein perfektes Leben. Man kann nicht alles haben – da haben wir's mal wieder ...

Ach ja – Shakespeare. Kernfusion des Geistes. Der Urknall als poetischer Orgasmus der Kreativität. Die unbändige Lust am Leben, die Schwanitz prophezeit, wenn man Shakespeare sieht. Ich habe leider irgendwann den Faden verloren in all den Ränkespielen und Possen, die mir so schrecklich weit hergeholt und aufgesetzt schienen. Bei vielen Pointen habe ich als Einziger nicht gelacht. Mein Englisch ist nicht gut genug. Es reicht für ein Interview und es reicht für eine politische Diskussion im Pub und um mit dem Kellner das Menü zu besprechen. Aber es reicht noch lange nicht für Shakespeare. Wenn ich ehrlich zu mir bin, ist mein Englisch allenfalls mittelmäßig. Manchmal fällt mir im Gespräch die richtige Vokabel nicht ein. Ich schummele mich da meist ganz routiniert mit Umschreibungen aus der Affäre. Ich stoße jeden Tag beim Zeitunglesen auf unbekannte Wörter – das Englische hat einen viel größeren Wortschatz als Deutsche. Natürlich begreife ich, um was geht, auch wenn ich nicht jedes einzelne Wort verstehe – aber mir entgehen zuweilen Zwischentöne und Feinheiten. Meine Reportagen für den NDR verfasse ich ohnehin auf Deutsch, und ich spreche Deutsch mit den Kollegen in Hamburg und Köln. »I think, I've to polish my English«, erkannte Lech Wałęsa bei seinem ersten Staatsbesuch in London. Und Margaret Thatcher antwortete spitz: »I think, your English is polish enough.« Wie oft habe ich mir schon vorgenommen, mein Englisch aufzupolieren. Indem ich all die unbekannten Wörter, die mir täglich begegnen, nicht lässig überlese – sondern nachschlage und lerne. Der Buchhalter in mir jubiliert. Ich habe eine neue »Arschtritt«-Rubrik entdeckt, die ich logistisch vernetzen muss: Vokabeln lernen. Jeden Tag 10 Stück. 300 Wörter im Monat. Fast 4000 im Jahr! Manchmal stößt man damit im Alltag allerdings an Grenzen. Ich habe in keinem Dictionary das englische Wort für »Dunstabzugshaube« gefunden, als ich einen neuen Filter brauchte. Inzwischen weiß ich es: *Extractorhood*. Und werde dieses Wort in meinem ganzen Leben nicht mehr vergessen.

Tag 11 – Mit Goethe auf Robinson-Tour
Ich habe mein Handy ausgeschaltet! Bin unerreichbar! Sitze im Cockpit meines Bootes und blicke aufs Wasser. Die Sonne scheint, Lichtreflexe tanzen auf den Wellen, die glucksend gegen die Bordwand plätschern und mich sanft wiegen. Gestern Nachmittag bin ich für ein freies Wochenende nach Hamburg geflogen. Habe ein paar

Vorräte eingekauft und auf mein Segelboot verladen – und sofort die Leinen losgemacht.

Bevor ich nach London ging, habe ich mein großes Wohnschiff verkauft und mir dieses Boot gekauft. Ein solides, geräumiges holländisches Plattbodenschiff aus Stahl. »Plomp« heißt es und sieht auch so aus. Ein bisschen wie ein Kinder-Piratenschiff. Es gibt keinen Ort auf der Welt, an dem ich so gut entspannen kann, an dem ich mich so frei und unabhängig fühle. Meine weitesten Reisen führten mich nach Dänemark und Holland, aber ums Ankommen geht es mir gar nicht. Ich setze mir kein Ziel, wenn ich zu einer Urlaubsreise aufbreche, sondern schaue, wie weit ich komme. Von Hamburg nach Kiel sind es mit dem Auto 45 Minuten. Mit dem Schiff brauche ich drei Tage. Aber was ich alles erlebe in dieser Zeit! Eine sternenklare Nacht in einer einsamen Bucht. Ein Unwetter mit Blitz und Donner und sturzbachartigem Regen. Ozeanriesen vor Brunsbüttel. Gemütliches Dahintuckern mit zehn Kilometern in der Stunde im Kanal, und am Ufer ziehen die Fahrradfahrer an mir vorbei. Und ich kann jederzeit und überall festmachen oder den Anker werfen und habe alles dabei, was ich brauche. Ein Dach über dem Kopf, ein Bett, Vorräte zum Kochen, meine Musik. Das Prinzip Schnecke. Ich habe an Bord jede Menge Einträge für das Buch der glücklichen Momente gesammelt. Es gab aber auch beängstigende Situationen und unangenehme Erlebnisse. Ein Sturm in der Elbmündung. Eine Kollision mit einem steinernen Leitdamm vor der Oste. Ein Ruderbruch auf der Weser. Die meisten hätte ich mit mehr Umsicht vermeiden können. Aber am Ende haben wir es immer wieder gemeistert.

Wir – Plomp und ich. Ein Schiff ist für mich nicht einfach ein Fahrzeug, sondern ein Gefährte. Oder besser: eine Gefährtin – denn Schiffe sind grundsätzlich immer weiblich. Eine Gefährtin, mit der du durch dick und dünn gehst. Jedenfalls wenn du dich um sie kümmerst und sie pflegst. Wenn du immer »Klarschiff« machst.

Jetzt habe ich vor Schweinesand geankert – das ist eine unbewohnte Elbinsel, nur eine Bootsstunde von Hamburg entfernt. Da gibt es Sandstrände, Wiesen und Wald – und vor allem Einsamkeit. Ich habe Goethes *Faust* mitgenommen. Ich dachte, das passt. Ein Mann auf seinem Boot, einsam in der Natur und die ganz großen Sinnfragen. Ich habe nur dieses eine Buch dabei. Diese wunderschöne Insel-Dünndruckausgabe im Ledereinband. Eine Freundin hat sie mir zum 22. Geburtstag geschenkt. Seitdem habe ich mir immer wieder vorgenommen, den *Faust* zu lesen. Vielleicht fange ich heute endlich damit an. Einstweilen tue ich gar nichts, sitze stundenlang da und schaue einfach nur aufs Wasser – wie es kommt und geht. Die Tide ist gerade gekippt – ich merke es daran, dass sich das Schiff mit der wechselnden Strömung an seiner Ankerkette dreht – in drei, vier Stunden liegt Plomp komplett auf dem Trockenen, und dann kommen die Vögel und picken die Würmer aus dem Schlick. Dann kommt wieder die Flut, füllt gurgelnd Rinnen und Gräben im Schlick, klettert zentimeterweise das sanft ansteigende Inselufer herauf, bedeckt Propeller und Ruder des festsitzenden Schiffes – bis es wieder aufschwimmt und sich erneut langsam mit der Strömung an seiner Ankerkette dreht. Die Zeit schleicht, »Lange-Weile« in ihrer Bestform. Gedankenstürme flauen ab, Grübeleien verebben. Ich empfinde einfach nur tiefen Frieden und Lebensfreude.

Die untergehende Sonne verwöhnt mich mit einem grandiosen Farbspektakel in sattem Purpur und Violett – es ist schwer auszumachen, wo der Himmel aufhört und die Spiegelungen im Wasser beginnen. Die Sonne versinkt jetzt ziemlich schnell hinter den Bäumen von Schweinesand, es wird kühl – und ich verziehe mich in die Kajüte. Zünde Petroleumlampe und Kerzen an, koche mir auf meinem kleinen Gasherd Nudeln mit Soße, während ich durch die offene Tür nach draußen schaue. Das Wasser ist fast schwarz, der Himmel vom dunkelsten Blau, ein Vogelschwarm zieht kreischend vorbei. Irgendwann greife ich dann doch zum *Faust*. Die Sprache ist natürlich gewöhnungsbedürftig. Nur Dialoge, alles in Versen – ein Schauspiel halt. Aber dann packt es mich, und ich werde hineingezogen in die schreckliche Zerrissenheit eines Menschen, der auch alles haben will, der ahnt, was ihn der Pakt mit dem Teufel am Ende kosten wird. Dieser Teufel ist geistreich, witzig, eher Hallodri als Finsterling. Hat mit Gott eine Wette laufen, ob er die Seele des braven Doktor Faust kriegt oder nicht. Das Schiff wiegt sich in der leisen Dünung, Blöcke quietschen, die Takelage knarzt, die Laterne an der Decke lässt Lichtkreise auf dem hölzernen Kajüttisch tanzen.

[…]
Und ziehe schon an die zehen Jahr
Herauf und herab und quer und krumm
Meine Schüler an der Nase herum –
Und sehe, dass wir nichts wissen können!

Das will mir schier das Herz verbrennen.
Zwar bin ich gescheiter als die Laffen,
Doktoren, Magister, Schreiber und Pfaffen;
Mich plagen keine Skrupel noch Zweifel,
Fürchte mich weder vor Hölle noch Teufel –
Dafür ist mir auch alle Freud entrissen,
Bilde mir nicht ein, was Rechtes zu wissen,
Bilde mir nicht ein, ich könnte was lehren,
Die Menschen zu bessern und zu bekehren.
[...]

Ja, genau so habe ich mich auch oft gefühlt, genau das ist es! Das muss ich laut lesen, das muss ich spielen, das muss ich fühlen. Ganz und gar erfüllt gehe ich hinaus auf meine private Bühne. In der einen Hand das Buch, in der anderen die Laterne, rufe ich Fausts Verzweiflung in die sternenklare Nacht.

[...]
Auch hab ich weder Gut noch Geld,
Noch Ehr und Herrlichkeit der Welt;
Es möcht kein Hund so länger leben!
Drum hab ich mich der Magie ergeben,
Dass mir durch Geisteskraft und Mund
So manch Geheimnis würde kund.
Dass ich nicht mehr mit sauerm Schweiß
Zu sagen brauche, was ich nicht weiß;
Dass ich erkenne, was die Welt
Im Innersten zusammenhält.
Schau alle Wirkenskraft und Samen
Und tu nicht mehr in Worten kramen.

Wind rauscht durch die Baumwipfel auf Schweinesand, das Schiff schwankt leicht, es ist still – nur ab und zu quakt eine Ente ...

[...]
Ach könnt ich doch auf Bergeshöhn
In deinem lieben Lichte gehn,
Um Bergeshöhle mit Geistern schweben,
Auf Wiesen in deinem Dämmer weben,
Von allem Wissensqualm entladen
In deinem Tau gesund mich baden!

Rums! Mit einem Schlag ist die Nacht taghell. Grelles Scheinwerferlicht blendet mich – und von der Fahrrinne schallt eine Lautsprecherstimme herüber: »Sie da auf dem Sportboot – ist alles in Ordnung bei Ihnen?!« Ich bin zu Tode erschrocken. Wasserschutzpolizei. Ich recke den Daumen nach oben und versuche ansonsten, möglichst harmlos auszusehen in meinem Bademantel mit der Laterne und dem Buch in der Hand, obwohl ich Mühe habe, das Lachen zu unterdrücken. Ich schätze, dass sie da drüben jetzt eine Drogenkontrolle in Erwägung ziehen, aber sie müssten dazu ein Beiboot aussetzen, weil ihr Schiff zu viel Tiefgang hat. Nach ein paar Minuten erlischt der Scheinwerfer, der Lautsprecher wünscht mir eine gute Nacht, und das Schiff verschwindet tuckernd in der Dunkelheit.

Ich gehe glucksend wieder nach drinnen und denke amüsiert, dass die Wasserschutzpolizei ihren Einsatz leider verpatzt hat – der Scheinwerfer kam ein paar Sekunden zu früh. Zusammen mit Mephisto hätte sich die Nacht erhellen müssen. Heiter ziehe ich mich in die Kabine zurück und dann – lerne ich den ganzen Faust-Monolog auswendig, während die schwankende Laterne ihre Lichtkreise tanzen lässt. Weil mir das in der Schule immer relativ leichtgefallen ist und ich schauen will, ob ich's immer noch kann.

Bereits nach vier Versuchen klappt es einigermaßen. An der einen oder anderen Stelle hakt es und ich muss nachschauen – aber dann sitzen die ersten Strophen und ich gehe – diesmal ohne Laterne – noch einmal hinaus in die finstere Nacht, um der Wasserschutzpolizei die Chance zu geben, ihren Patzer wettzumachen.

Und fragst du noch, warum dein Herz
Sich bang in deinen Busen klemmt?
Warum ein unerklärter Schmerz
Dir alle Lebensregung hemmt?
Statt der lebendigen Natur,
Da Gott den Menschen schuf hinein,
Umgibt in Rauch und Moder nur
Dich Tiergeripp und Totenbein.

Lauthals, nur für mich und die Schreitvögel und um mich daran zu freuen, dass ich das tatsächlich kann: aus dem Gedächtnis rezitieren. Ich weiß nicht, wofür oder warum ich das tue, aber es macht mich froh. Vielleicht ist das wie mit *Wetten dass..?* bei Gottschalk, wenn Leute Buntstifte am Geschmack erkennen oder Eier mit dem Bagger aufschlagen – irgendetwas tun, das keinen Sinn macht, aber sie freuen sich, dass sie das können. Und es ist so wunderschön, dass mir Tränen der Rührung kom-

men. Wenn ich mich mal wieder wie eine ganz arme
Wurst fühle, dann werde ich mich hoffentlich an diese
wundervolle, einzigartige Nacht erinnern.

[...]
Ich fühle junges, neues Lebensglück
Neuglühend mir durch Nerv und Adern rinnen.
War es ein Gott, der diese Zeichen schrieb,
Die mir das innre Toben stillen,
Das arme Herz mit Freude füllen
Und mit geheimnisvollem Trieb
Die Kräfte der Natur rings um mich her enthüllen?
Bin ich ein Gott? Mir wird so licht!
Ich schau in diesen reinen Zügen
Die wirkende Natur vor meiner Seele liegen.
Jetzt erst erkenn ich, was der Weise spricht:
»Die Geisterwelt ist nicht verschlossen;
Dein Sinn ist zu, Dein Herz ist tot!
Auf, bade, Schüler, unverdrossen
Die irdsche Brust im Morgenrot!«

Tag 12 – Von wegen »ankommen«

Es kommt mir wie ein Zeitsprung vor – und der Flughafen London-Heathrow erscheint mir wie immer grau-
enhaft in seiner drangvollen, verbauten Enge und DDR-
Schäbigkeit. *Weh steck ich in dem Kerker noch / verfluchtes
dumpfes Mauerloch. Wo selbst das liebe Himmelslicht / trüb
durch verschmutzte Scheiben bricht.* Es ist mir ein großes
Rätsel, wie eine so stolze Nation sich eine solche Visi-
tenkarte erlauben kann. Mein Handy piepst, als ich es
einschalte, 13 Nachrichten warten auf mich. Und dann

klingelt es auch schon, und Britta überschüttet mich mit ihrer tagelang aufgestauten Empörung und Wut. Sie hat am Freitag in meinem Büro angerufen und erfahren, dass ich nach Hamburg geflogen bin. Hat gewartet, dass ich mich bei ihr melde, und sich dann Sorgen gemacht. Jetzt ist sie auf 180, und ich fühle mich genervt. »Britta, ich habe dir gesagt, dass ich mal ein bisschen Zeit für mich brauche. Dass ich mir einfach mal in Ruhe über ein paar Dinge klar werden muss.«

»Na, da bin ich aber gespannt«, entgegnet sie schnippisch. »Sei doch so freundlich und ruf an, wenn du so weit bist.«

»Britta, nun sei doch nicht so ...« Aber sie hat einfach aufgelegt und mir die Auseinandersetzung erspart. Fürs Erste. Das war's dann mit dem Wochenende. Natürlich ist es unfair, dass ich deswegen sauer auf Britta bin, aber wann sind Gefühle schon fair? Ja, klar bin ich wütend auf mich selbst. Weil ich mich um Auseinandersetzungen drücke, mir schön alles offen- und Britta hinhalte. Das Gepäckband ist immer noch nicht angelaufen, und mein Groll wächst. Es ist nicht fair, was ich da treibe, ich muss mit Britta reden. Ich will nicht in dieser trübsinnigen Halle stehen, ich will in mein Bett und mit Fausts Versen selig einschlummern. Aber was soll ich Britta denn sagen? Dass ich sie nicht mehr liebe? Wie kann ich mir denn da so sicher sein? Das Gepäckband steht jetzt seit einer Stunde still. Vielleicht sollte ich uns eine Chance geben. Erst mal abwarten, wie es sich anfühlt, wieder mit Britta zusammen zu sein. Nicht das geringste Anzeichen dafür, dass sich hier in absehbarer Zeit etwas tun wird. Es ist gleich Mitternacht, und die beiden Typen in der British Airways-Uniform stehen da völlig entspannt und plaudern gut gelaunt. »BA ist wirklich das Letzte!«, platzt es aus mir heraus, »die übelste Airline, die ich kenne!« Einer dreht sich um, lächelt mich freundlich an und sagt:»Da haben Sie vermutlich recht, Sir. War wohl ein harter Tag heute, was?« Nein, nicht »war« – der kommt erst noch.

Tag 13 – Wo bleibt eigentlich die ganze Kohle?
Alle Achtung, der Alte an der Supermarktkasse hat die Ruhe weg. Seelenruhig packt er seine Einkäufe in Plastiktüten, ohne Hast, ein Teil nach dem anderen – aber er ist weit entfernt davon, seine Brieftasche zu zücken. Und die Schlange vor der Kasse wird länger und länger. Ich sollte es inzwischen wissen: Man kann in England nicht mal schnell einkaufen. Die Kassiererin hilft dem Alten ebenfalls ohne Hast, den Rest seiner Sachen einzupacken. Er macht irgendein Scherzchen, über das die Kassiererin herzlich lacht, während er sich endlich bequemt, seine Brieftasche herauszukramen. Es folgt der bewundernswerte Versuch der Kassiererin, einer Polin, die kaum ein Wort Englisch spricht, die Finessen einer *Buy-one – get-one-free*-Aktion zu erklären, während die Schlange der Wartenden noch länger wird. Endlich hat es die Polin begriffen – Kundin und Verkäuferin lächeln sich erleichtert an und verlassen gemeinsam die Kasse, um ein zweites Windelpaket aus dem Laden zu holen. Ich bin mehrfach kurz davor, wutschnaubend zu gehen – in einer Schlange vor einer verwaisten Kasse. Aber ich bin schon zu weit vorne und hinter mir stehen noch 28 Leute.
Plötzlich fragt einer gereizt, warum es denn nicht wei-

tergehe und ob man keine zweite Kasse öffnen könne. Die anderen in der Schlange gucken sich verschämt und betreten an – so etwas ist immer peinlich, wenn einer sich nicht im Griff hat. Ein Ausländer – klar. Ich lächle meinem Nebenmann verschwörerisch zu, wir tauschen ein paar Floskeln über den Inhalt unserer Einkaufswagen aus. Als ich endlich meine Einkäufe auf das Band lege, meint die Verkäuferin, dass 99 Pence für eine Knoblauchknolle ganz schön teuer seien. »Ist ja auch eine große«, erwidere ich lächelnd, und sie erklärt mir, wie ich Knoblauch zu Hause im Blumentopf ziehen kann. Die Tüten mit meinen Einkäufen fertig gepackt ziehe ich die Kreditkarte durch das Lesegerät. »Sorry, Love«, sagt die Verkäuferin, »aber die Karte funktioniert nicht.« Ich versuche es ein zweites und ein drittes Mal – aber das Ergebnis ist immer dasselbe: *declined* – gesperrt. 86 Pfund habe ich natürlich nicht bar bei mir, also lasse ich die vollen Einkaufstüten stehen und schleiche mich beschämt von dannen, während sich die Kassiererin noch einmal für die Umstände entschuldigt.

86 Pfund, das sind 120 Euro. Ohne den peinlichen Zwischenfall wäre mir die Summe nicht einmal bewusst gewesen. Ich hätte unterschrieben oder meine Geheimzahl eingetippt und mir weiter keine Gedanken gemacht. Jetzt will ich es endlich wissen, wo eigentlich meine ganze Kohle bleibt. Auf 1500 Pfund beläuft sich die letzte Kreditkartenabrechnung, über 2000 Euro. Bislang hat mich das nie interessiert, weil immer genug da und mein Dispo hoch genug war, um mir zu kaufen, wonach mir der Sinn stand. Dieses tolle Multitool beispielsweise mit Zange und Drahtschneider dran, falls ich mal aus ei-

nem Gefangenenlager ausbrechen muss – 72 Pfund. Eine superschicke LED-Taschenlampe fürs Boot – 38 Pfund. GPS-Empfänger – 118 Pfund. Polarisierte Sonnenbrille – 68 Pfund. Wasserdichte Wanderstiefel – 99 Pfund. Der größte Posten sind 460 Pfund für eine neue Spiegelreflexkamera. Die musste ich unbedingt und sofort haben, als ich sie gesehen habe. Und jetzt liegt sie in der Ecke, weil sie viel zu groß und sperrig ist und ich es albern finde, mit so einem Monsterteil vorm Bauch herumzulaufen. Leider ist die 14-tägige Rückgabefrist bereits verstrichen, außerdem hatte ich die Originalverpackung sowieso nicht mehr. Meine Schränke sind voll mit Sachen, die ich irgendwann mal glaubte, unbedingt haben zu müssen. Vieles schmeiße ich jetzt leichten Herzens auf den Müll.

Meine Schränke sind voll mit Sachen, die ich irgendwann mal glaubte, unbedingt haben zu müssen. Vieles schmeiße ich jetzt leichten Herzens auf den Müll.

Konsumverzicht fällt mir fast noch schwerer als Alkohol- und Nikotinabstinenz. Ich bin süchtig nach Kaufen und Jetzt-und-sofort-haben-Wollen. Ich verbringe viele lange Abende damit, im Internet nach Schnäppchen zu jagen. Beschere mir ein nimmer endendes Weihnachtsfest, einen ständigen Strom Pakete von Ebay oder Amazon, Elektronik- oder Modeversandhäusern. Teilweise sind meine Daten schon gespeichert, so dass ich nicht einmal mehr Adresse und Kreditkartennummer eingeben muss. Kennwort reicht – und wenige Tage später bringt der Postbote ein neues Paket. Genial. Bei größeren Anschaffungen frage ich mich durchaus:»Muss das sein?«

oder »Brauche ich das wirklich?«. Bis ich nach spätestens drei Tagen genug Gründe gesammelt habe, warum es trotz Ebbe in der Kasse vernünftig ist, das neue Powerbook zu kaufen. Jetzt ärgere ich mich über das 1200 Pfund große Loch, das meine Kauflust in mein Konto gerissen hat.

So ist das oft, wenn ich etwas unbedingt haben muss und es gar nicht erwarten kann, den Karton aufzureißen. Nur ganz selten überdauert die Begehrlichkeit den Zeitpunkt der Bescherung allzu lange. Letztlich ist auch ein Apple nur ein Computer, und meine Texte werden damit nicht besser. Natürlich ist er cooler. Aber irgendwie bin ich immer noch ein 47-jähriger fest angestellter Redakteur mit Pensionsberechtigung. Ich habe keinerlei Reserven, null Spielraum für Unvorhergesehenes und bin darauf angewiesen, dass die Dinge irgendwie funktionieren. Die Hypothek für mein Haus in Hamburg trägt sich durch die Miete. Aber wenn ein Sturm das Dach abdeckt oder die Heizung den Geist aufgibt, muss ich mich weiter verschulden. Dabei könnte ich längst Millionär sein, wenn ich das viele Geld, das ich als freier Mitarbeiter verdient habe, gut angelegt hätte. Aber »Tante Hätte« liegt bekanntlich auf dem Olsdorfer Friedhof. Direkt neben »Onkel Wäre«, und ich habe beide wirklich lange genug beweint, lassen wir sie also in Frieden ruhen.

Vier Wochen Ausgabensperre. Und ich werde künftig alle Muss-ich-jetzt-und-sofort-unbedingt-haben-Dinge auf eine Wunschliste schreiben und mindestens einen Monat reifen lassen, bevor ich sie aus meinen Überschüssen bediene. Ich bin überzeugt, dass sich vieles in dieser Zeit von selbst erledigen wird.

Meine Kontoauszüge nach Sparpotenzialen zu durchforsten, erweist sich als nicht ganz unkompliziert, weil ich sie nur sporadisch aufgehoben habe. Die meisten stecken noch in verschlossenen Umschlägen. Die britische Telekom ist ein fetter Brocken, weil ich oft und lange nach Deutschland telefoniere – allein die Gutenachtgeschichten mit meinem Sohn dauern mitunter Stunden. Es sagt eine Menge über mein Wesen aus, dass ich die Entdeckung von Billigvorwahlen nach zwei Jahren im Ausland als Geniestreich feiere. 150 Pfund Ersparnis jeden Monat, rechne das mal auf die letzten zwei Jahre hoch! Nein, nicht ärgern jetzt! Wo liegt »Tante Hätte«?

Ein Internetanbieter, den ich seit ewig und drei Tagen nicht mehr nutze. Kündigung tippen, ausdrucken, Adresse auf Umschlag schreiben, Briefmarken suchen – was für ein Aufwand wegen 9 Euro im Monat. Meine Laune sinkt, ich bin eindeutig nicht zum Buchhalter geschaffen. 120 Euro im Jahr für ein Bankschließfach, das seit der Jahrtausendwende leer steht. Um zu kündigen, müsste ich die Schlüssel zurückgeben, aber die sind natürlich längst verloren. Scheiß drauf, das macht den Kohl auch nicht fett, mir reicht es sowieso für heute. »Wer den Pfennig nicht ehrt ...« Ach, Oma, halt einfach den Mund. Du hast am Streichholz gespart, ich weiß. Und in deiner Jugend gab es kein Radio, kein Fernsehen, kein Internet. Plumpsklo auf dem Hof, Waschtag mit dem Zuber. Und als der Dorfarzt mit dem ersten Auto ankam, haben sich die alten Frauen nicht mehr einkriegen können über die Kutsche ohne Pferde.

Was habt ihr so gemacht an all den langen Abenden in Schotten im Vogelsberg? Ich langweile mich tödlich, der

Abend gleitet mal wieder in Trübsinn ab. Ich hänge voller Unruhe im Sessel und stiere die Digitaluhr auf dem Fensterbrett an. Es dauert ewig, bis die Minuten umspringen. Draußen rauscht der Londoner Verkehr, Ambulanz- und Polizeisirenen jaulen, Betrunkene grölen. Aber hier drinnen fühlt es sich geradezu unheimlich still an. Schwermut, Einsamkeit, Verzweiflung – altbekannte und verhasste Besucher stellen sich ein. Brauchen keinen Grund, mich zu überfallen – aber werden irgendwann auch wieder gehen. Ich bin einfach nur schlecht gelaunt, das geht vorbei, ich habe alles im Griff, und mein Leben läuft rund. Tut es das? So müde, kraftlos, traurig und dabei so entsetzlich angespannt, wie ich mich gerade fühle, kann ich mir das kaum glauben. Ich möchte mir die Bettdecke über den Kopf ziehen und still vor mich hin weinen. Den Frühsport schwänzen und mich krankmelden und einfach liegen bleiben. Doch wenn ich das einmal einreißen ließe, wäre ich nach drei Wochen wieder da, wo ich an meinem Geburtstag war.

Trauer, Zweifel und Einsamkeit gehören zum Leben dazu.

Es ist das dritte Mal, dass ich scheinbar so grundlos in die Schwermut rutsche. Drei Abende in zwei Wochen. Aber sie sind auch vorbeigegangen. Vielleicht gehört das zum Leben einfach dazu: Trauer, Zweifel, Einsamkeit. Denk mal an den Doktor Faust. An Dorian Gray. Beethoven. Die haben alle dieselben miesen Nächte durchgemacht. Ich muss da einfach irgendwie durch. Es aushalten. Auch diese Nacht wird mich nicht umbringen. Und natürlich werde ich mich nach langen, schlaflosen

Stunden fruchtlosen Grübelns auch morgen früh wieder ins Fitnessstudio schleppen. Und mich hinterher besser fühlen. Ich bin nicht ausgeliefert.

Tag 14 – Der Sparkommissar

Das Leben ist nicht zu kurz. Die meisten Leute empfinden das nur deshalb so, weil sie nicht wirklich leben – sondern Zeit verbringen. Das hat der römische Dichter Seneca geschrieben. Ich lese an diesem trüben, verregneten Sonntagmorgen sein *Von der Kürze des Lebens* im Bett. Einen Essay würde man das heute wohl nennen. Es ist faszinierend, dass sich da vor über 2000 Jahren ein Mensch dieselben Gedanken gemacht hat wie ich heute. Über die Liebe, die Angst vor Verlust, vor dem Alter und dem Tod. Die Frage nach dem Sinn. Seneca kommt zu dem Schluss, dass die meisten Leute den falschen Zielen hinterherrennen und darüber das echte Leben verpassen. Dass es falsche Ziele sind, erkenne man in der Todesstunde: Weil sie alles Geld, Ruhm und Macht leichten Herzens hergeben würden für ein einziges weiteres Jahr Leben. Seneca hat übrigens Selbstmord begangen.

Ich finde Senecas Argumente jedenfalls sehr schlüssig. Aber ich schätze, der Drillsergeant akzeptiert sie nicht als Ausrede. Ich muss zu Ende zu bringen, was ich gestern begonnen habe. Ich stärke mich mit einer Grapefruit und Kräutertee, lese gründlich die Sonntagszeitungen und fahre mit der U-Bahn ins Fitnessstudio, um mich für die Herausforderung fit zu machen. Nachdem ich die Reste meiner exzellenten Pappa al Pomodoro – eines sizilianischen Tomaten-Brot-Eintopfs – gegessen habe, prüfe ich, ob ich den Faust noch kann. An zwei Stellen weiß ich nicht mehr weiter, schlage nach, rezitiere das Ganze noch zwei Mal am Stück, um es mir einzuprägen. Dann entwickle ich am Telefon mit meinem Sohn die Weltraum-Eichhörnchen weiter: Ein Schurke hat ein raffiniertes Komplott geplant gegen die Internationale Nagetierföderation. Unsere drei Helden vom Team Eichhörnchen kommen mit ihrem Nussmobil zum Einsatz – bis Leos Mutter die spannende Story mit dem Abendessen beendet. Ich telefoniere lange mit meiner Mutter, bis meine Eltern *Tatort* schauen wollen. Das Unvermeidliche lässt sich nicht länger hinausschieben.

Ein Schuhkarton, große Version für Stiefel, steht vor mir. Randvoll mit Papier. Steuerformulare, Briefe, Notizen, Quittungen, Flugtickets usw. Zwei Jahre lang habe ich den Termin für die Steuererklärung verbaselt – und dadurch schätzungsweise 4000 Pfund Rückzahlung verschenkt. Plus 300 Pfund Strafe. Meine Güte, so schwer kann's doch wirklich nicht sein, seine Unterlagen einfach mal so weit zu ordnen, dass ich sie einem Steuerberater übergeben kann! Während ich systematisch und schlecht gelaunt meinen Karton durcharbeite, fällt mir ein weiteres Dutzend Dinge ein, die dringend noch erledigt werden müssen: Eine Maschine Wäsche waschen, den Kühlschrank sauber machen, eine Mail an meinen Freund Paul schreiben, ein Bad nehmen. Aber um kurz nach Mitternacht habe ich es tatsächlich geschafft, die komplette Steuererklärung ohne fremde Hilfe zu vollenden. Weil es sich als sehr viel weniger kompliziert herausgestellt hat als in Deutschland und das Formular relativ idiotensicher ist. Ich kann meine Heimflüge und Mietnebenkosten absetzen und sonst nichts. Muss ein paar

Zahlen eintragen und Kästchen ankreuzen, das Ganze in den großen braunen Rücksendeumschlag stecken – und auf den Scheck vom Finanzamt über 3421 Pfund warten.

Tag 15 – Klasse statt Masse

»Es geht nichts über unsere Klassiker«, schreibt Feinschmeckerpapst Wolfram Siebeck. »Was Schiller für den Germanisten, ist das Huhn für den Feinschmecker. Fasane, Rebhühner, Wachteln – alles prächtige Viecher. Aber an Vielseitigkeit, Wirtschaftlichkeit und in jener Eigenschaft, die dem Esser – neben dem Staunen und der Ehrfurcht vor der Kostbarkeit des Essens – die wahre sinnliche Befriedigung verschafft, in dieser Eigenschaft, der zwar unpräzise, aber doch unmissverständlich das Adjektiv ›lecker‹ zugeordnet ist, da ist das Huhn allen anderen überlegen.« Ein Satz wie bei Proust. Ich finde Siebeck grandios. Dieses altmodisch Gedrechselte, dieser Anflug von Arroganz, Essen als Religion – das ist nichts, was man jeden Tag haben möchte. Aber Leidenschaft – für was auch immer – beeindruckt mich stets. Zur Feier des Tages will ich eine Poularde in Riesling zubereiten. Die schönsten Stunden des Tages verbringe ich in der Küche. Mein Alltag fällt von mir ab. Ich denke selten bewusst über konkrete Probleme nach, wenn ich am Herd stehe, und gebe mich ganz den Sinnesreizen hin, mit denen Zunge, Nase, Augen und Haut meine Synapsen überschwemmen. Es sind ganz elementare Gefühle und Triebe: Lust, Gier, Vorfreude, Genuss. Mein Hirn ist auf Stand-by geschaltet und liefert ein leises Hintergrundrauschen. Ziellos kommen und gehen Gedanken, manchmal dringt einer durch ins Bewusstsein und verfestigt sich zu einer Idee – aber meist verlieren sie sich wieder ziellos in den endlosen Weiten meines Geistes. Ich bin ganz bei mir.

Ich muss ein ganzes Huhn mitsamt Knochen in Stücke hacken. Nur für den Soßenfond. Das ist eine unendliche Sauerei, aber auch sehr archaisch, wie das Beil Fleisch und Knochen zertrümmert. Scharf anbraten. Klein geschnittene Möhren, Pilze, Lauch, Knoblauch, Zwiebeln dazu. Ablöschen mit Weißwein. Wie das zischt! Da der Alkohol im Wein sowieso verkocht, betrachte ich es nicht als Verstoß gegen das Abstinenzgebot. Und welch schönere Verwendung könnte ich für meine trockene rheinhessische Spätlese wohl finden, gemäß der Siebeck-Maxime: »Wer bedauernd an den schönen Wein denkt, den er da verkochen lässt – diesem Geizhals wird nie eine anständige Soße gelingen.« Anderthalb Stunden köcheln lassen, durch ein Sieb gießen, kalt stellen. Später den gestockten Fettdeckel vom Fond abnehmen, denn »auch wenn es gute Butter war, so ist es dennoch erhitztes Fett und das hat in der Hochküche auf dem Teller nichts zu suchen«.

Ach je, und dieses lächerliche Viertelliterchen ist all der Mühen Lohn? Wieder erhitzen. Sahne, Thymian, Zitrone dazu, noch mehr Wein, noch mehr Sahne. Oh Mann, was für ein Wohlgeruch, mir läuft das Wasser im Munde zusammen. Backofen vorheizen, Hühnerschenkel, Brust und Flügel bei niedriger Temperatur in Butter anbraten (Siebeck: »Vollgas? Beim Kochen ist eine Geschwindigkeitsbegrenzung schon immer die bessere Taktik gewesen.«) Trotzdem schlägt mir – nachdem ich wirklich nur zwei Minuten im Bad war – beißender Qualm

entgegen, als ich zurück in die Küche komme. Fest an-
gebacken im Bräter, dessen Boden sich schwarz verfärbt
und gewellt hat, trotz der mäßigen Hitze – ein Klassiker
zum Wegschmeißen. Dabei habe ich den Bräter erst vor
vier Wochen im Supermarkt gekauft. Ein Schnäppchen.
Rostfreier Edelstahl für umgerechnet 15 Euro. Natürlich
müsste einem der gesunde Menschenverstand sagen,
dass nicht mal nordkoreanische Häftlinge einen anständigen Edelstahltopf für 15 Euro herstellen können. Jedenfalls ist mir jetzt zum zweiten Mal ein Essen angebrannt,
weil der Boden von diesem Ding viel zu dünn ist, um die
Temperatur ordentlich regulieren zu können, und an den
Henkeln verbrennt man sich die Finger.»Wer billig kauft,
kauft zwei Mal«, sagte meine Oma. So wie die beiden
Anzüge aus der Sonderaktion: Der zweite zum halben
Preis, wo schon der erste nicht wirklich gut saß, aber die
Gelegenheit war halt zu günstig. Jetzt machen sie vermutlich einen Obdachlosen glücklich. Die wundervolle
Lederjacke, zu der ich mich in den Neunzigern durch-
gerungen habe, macht mir dagegen heute noch Freude.
Und auch das Leitz-Fernglas, das ich mir nach bestan-
dener Jagdscheinprüfung gegönnt habe. 2000 Mark hat
es gekostet, ich habe schwer geschluckt. 20 Jahre später
nutze ich es auf meinem Boot. Es liegt schwer und so-
lide in der Hand, und die Mechanik bewegt sich so wunderbar leichtgängig, dass es eine Freude ist. Vermutlich
wird noch mein Enkel daran Spaß haben. Natürlich tut
es das 90-Euro-Teil aus China auch. Wenn es kaputtgeht,
schmeiße ich es weg und kaufe billig ein neues – weil sich
eine Reparatur nicht lohnt. Ob das auf Dauer preiswerter
ist, steht auf einem anderen Blatt. Erst recht, wenn ich die

Vernichtung von menschenwürdigen Arbeitsplätzen mit sozialen Standards dazuaddiere. Selbstbewusste Handwerker und Arbeiter, die sich ihrem Produkt verbunden fühlen und ihm durch ihr Können und ihre Leidenschaft eine Seele verleihen. Klasse statt Masse – darauf läuft es hinaus. Ein wenig mehr Achtung und Respekt vor sich selbst und vor dem Wert der Dinge. Bewussteren Umgang mit meinen Ressourcen. Ob ich wertvolle rahmengenähte Schuhe mit guter Pflege erhalte oder Menschen für anständige Arbeit anständig bezahle. Mitgeschöpfe nicht zu industriellen Massenprodukten degradiere. Man braucht nicht allzu viel Fantasie, um sich vorzustellen, was es für das kurze Leben eines Schweins bedeutet, dessen Fleisch für 3 Euro das Kilo verramscht wird. Kürzlich las ich ein Interview mit einem Koch, der für die Rückkehr zum teuren Sonntagsbraten plädierte. Ein größerer Genuss ist es allemal, gesünder ist es ohnehin, nicht täglich Fleisch zu essen. Und Geld spare ich auch, wenn ich es nicht mehr für Ramsch zum Fenster hinauswerfe. Das wirft die interessante Frage auf, worauf ich eigentlich gerade »verzichte«.

Tag 17 – God save the Queen
Ich habe die Königin gesehen! Nein, ich habe nicht mit ihr gesprochen und ihr auch nicht die Hand geschüttelt – aber ich konnte einen kurzen Blick auf sie erhaschen, als die goldene Kutsche am Journalistenstandplatz in Westminster vorbeirollte. Gefolgt von den berittenen Gardisten mit Rosshaarbüscheln auf blitzenden Helmen und gezückten Säbeln und Dienern in goldbetressten schar-

lachroten Uniformen. Ich komme mir vor wie in einem opulenten Historienfilm – aber es ist alles echt. Unter den Bärenfellmützen stecken keine Schauspieler, sondern echte Soldaten mit echten Gewehren und echter Munition. Sogar die Königin ist echt. Kein Touristenspektakel, sondern gelebte Tradition. Völlig anachronistisch und aus der Zeit gefallen – aber gerade deshalb umso überzeugender.

Sie machen einfach weiter – als wären inzwischen nicht Jahrhunderte vergangen. Hinter dem hufklappernden Tross aus der Vergangenheit staut sich der Verkehr, Bobbys mit altmodischen Helmen und neongelben Plastikwesten bemühen sich um Ordnung. Endlich ist die Kutsche der Königin ins Tor zum prachtvollen Parlamentsgebäude eingebogen. Einmal im Jahr kommt sie ins Oberhaus und spricht vor dem Parlament. *State opening*. Und ich – Holger aus der nordhessischen Provinz – hatte das Glück, bei der Verlosung der knappen Pressekarten für Auslandsjournalisten eine zu gewinnen und habe die Königin keine 15 Meter von mir entfernt vorbeifahren sehen. Im Keller des Parlaments suchen jetzt die »Beefeater« genannten Torwächter nach Sprengstoff. Keine wirkliche Sicherheitsmaßnahme, sondern Teil des Zeremoniells. Seit der Offizier Guy Fawkes im 17. Jahrhundert ein Attentat auf König Jakob I. verübt hat, machen sie das so. Dann klopft ein Hofdiener an die Tür des Oberhauses – die Königin darf das Parlament nicht einfach so betreten, sondern muss um Einlass bitten. Die Unterhausabgeordneten, die die echte Politik machen, strömen herein – Straßenanzüge vermischen sich mit purpurnen Roben und weißen Lockenperücken. »My government and I …« beginnt die Queen mit ihrer diamantbesetzten Staatskrone die Regierungserklärung.»Meine Regierung und ich!« Es ist die Rede des Premierministers, in der dieser die politischen Ziele und Gesetzesvorhaben seiner Regierung zusammenfasst – und die Königin verliest sie. Die Krone verneigt sich vor der Demokratie. Anschließend verlässt die Königin mit ihrem Gefolge das Parlament – und die Journalisten im Fernsehen, im Radio und in den Zeitungen analysieren die Regierungserklärung. Sachlich, politisch, inhaltlich – ohne die Königin groß zu erwähnen.

Es ist nicht einfach, meinen Hörern zu Hause die Rolle der Monarchie nahezubringen. Die Deutschen sind ganz verrückt auf Nachrichten aus dem Königshaus und die Eskapaden der *Royal Family*. Für die Briten ist es ein Teil ihres Alltags, es gehört einfach dazu … sie finden das völlig normal, dass ihr Staatsoberhaupt in einer Märchenwelt im Buckingham-Palast lebt und eine Königin ins Parlament kommt und die Regierungserklärung des Premiers vorliest und dass zu ihrem Geburtstag *God save the Queen* im Radio gespielt wird. Auch wenn die Königin keine politische Macht hat – ihr Wort hat mehr Gewicht als das jedes gewählten Politikers. Ich weiß nicht, warum mich diese kleine weißhaarige Dame so anrührt, die seit 60 Jahren mit eiserner Selbstdisziplin ihre Pflichten wahrnimmt. Jedem Premier von Winston Churchill bis David Cameron, jedem Bundeskanzler von Konrad Adenauer bis Angela Merkel die Hand geschüttelt hat. Die Welt dreht sich immer rasanter, aber im Buckingham-Palast steht die Zeit still. Ich gebe zu, dass ich ein bisschen verliebt bin in »meine Königin«. Das ganze Land hat so ein bisschen etwas Miss-Marple-Mäßiges, Verhutzeltes, Verstaubtes. Globalisierung und Bärenfellmütze. Hinter den Glasfassaden der Bankenpaläste in der City mögen die Lichter ausgehen – aber die Gardisten vor dem Buckingham-Palast werden immer noch Gewehre und Degen präsentieren. Wenn man jeden alten Zopf abschneidet, hat man nichts mehr, woran man sich festhalten kann, wenn die Welt rundherum in Unordnung gerät.

Allein durch den Verzicht auf meine Kreditkarte habe ich meine Ausgaben halbiert. Ohne mich bewusst einzuschränken.

Ich nehme die Socken aus dem Trockner und lege sie zusammen. Ich beglückwünsche mich zu meinem Einfall, nur schwarze von einer Sorte gekauft zu haben. 800 Pfund in bar habe ich heute von der Bank geholt. Ein fettes Bündel 20er-Scheine. Echtes Geld. Kein Plastik mehr ab jetzt, nur noch Cash auf die Hand. Ich bin überzeugt, dass ich eine Menge Geld spare, wenn ich auf meine Kreditkarte verzichte; so eine Unterschrift ist ja kein richtiges Geld. 800 Pfund, damit will ich einen Monat lang auskommen. Als Zahl auf einem Kontoauszug ist das geradezu lächerlich – ich bin normalerweise froh, wenn ich meinen Monat mit nur 800 Pfund Miesen abschließe. Als lustig knisterndes Scheinebündel ist es ziemlich substanziell.

Tag 20 (oder so) – Gelassen und zufrieden
Michael Ballack kann verletzungsbedingt schon wieder nicht für Chelsea spielen. Der BBC-Reporter verbirgt die Häme über das deutsche Weichei kaum. Fußball im

Radio hat einen besonderen Zauber – und ich bin voller Bewunderung für die Reporter, die 90 Minuten ununterbrochen reden müssen, weil da kein Bild ist, das man mal einen Augenblick lang unkommentiert stehen lassen könnte. Die mit ihren plastischen Schilderungen dieses Bild erst in meinem Kopf entstehen lassen. Die Balkontür steht weit offen und lässt warme Sommerluft herein, die sich überschlagende Reporterstimme mischt sich mit Vogelgezwitscher und dem fernen Lärm der Straße, ich sitze am Küchentisch und schnippele Gemüse. Ein perfekter Samstagnachmittag.

Der Tag fing schon gut an, die Waage zeigte ihr freundlichstes Gesicht. Das ganze Wochenende liegt vor mir. Ich werde die *Schatzinsel* im Garten zu Ende lesen, einen langen Spaziergang machen. Morgen Vormittag will ich mit dem Themseboot nach Greenwich ins Marinemuseum fahren und nachmittags ausgiebig in der Sauna abschwitzen. Ich war früh auf dem Markt, habe mit den Marktfrauen über ihr Gemüse gesprochen und dem Käsemann beim Witzeerzählen zugehört. Ich kaufe bei ihm wie immer viel zu viel, weil ich mich durch seine Bekanntschaft geehrt fühle. Der Fleischer ist als Kind mit seinen Eltern aus Österreich eingewandert, aber das einzige deutsche Wort, das er kennt, ist »Lederhosen«.

Früher habe ich das Einkaufen gehasst und es möglichst schnell hinter mich gebracht. Inzwischen freue ich mich auf meine Marktrunde am Samstagmorgen. Manchmal gehe ich mit einer Einkaufsliste für ein bestimmtes Rezept los und komme mit völlig anderen Zutaten zurück. Weil mir der Fischhändler Saibling statt Forelle empfiehlt und der Gemüsehändler Majoran für zu dominant hält:»... erschlägt den zarten Geschmack des Saiblings. Glatte Petersilie, ein bisschen Knoblauch, etwas Butter, in der Folie gegart – ein Gedicht!« Dinge bewusst zu tun – auch die kleinen Dinge des Alltags –, gibt dem Leben eine ganz neue Qualität. Hampstead ist ein nettes Viertel mit kleinen Geschäften. Auf dem Rückweg hole ich an immer demselben Kiosk meine Zeitungen – der Inhaber hat sie schon bereitgelegt. Wir plaudern kurz über das Fußballspiel am Nachmittag und er sagt, dass Ballack ein guter Mann sei – vermutlich weil ich Deutscher bin.

Ich setze das Suppenhuhn in kaltem Wasser auf und schütte klein gehackte Möhren, Sellerie, Lauch und Champignons auf. Es ist nicht das richtige Wetter für Hühnersuppe, aber ich bin heute Morgen mit dem Bild der Hühnersuppe meiner Mutter aufgewacht, dem intensiven Aroma und den glänzenden Fettaugen, so dass ich auf das Wetter keine Rücksicht nehmen kann. Manchmal packt mich diese Lust auf deutsche Hausmannskost, die Gerichte meiner Kindheit. Kasseler mit Sauerkraut oder Grüne Soße oder rheinischer Sauerbraten – vielleicht ist es eine milde Form von Heimweh.

Die Suppe kocht sich jetzt die nächsten Stunden von allein. Ich gehe mit gut zwei Pfund Zeitungen in den Garten, beginne mit den Schauergeschichten in der *Sun* und arbeite mich vor bis zu den politischen Kommentaren im *Guardian*. Zeitungslektüre ist in diesem Land ein echtes Vergnügen. Neun große Blätter konkurrieren um die Lesergunst, und wenn ihre Geschichten auch nicht immer wahr sind, so sind sie auf alle Fälle sehr unterhaltsam.

Mir läuft das Wasser im Munde zusammen, als ich das Huhn aus der Brühe nehme – das Fleisch so zart, dass es fast von selbst vom Knochen fällt. Ich führe den Löffel zum Mund, puste auf die heiße Suppe – und bin enttäuscht. Sie schmeckt so fad und blass, wie sie aussieht. Ich werfe einen Brühwürfel in den Topf – schon besser. Aber ich komme mir betrogen vor. Wieso koche ich stundenlang ein ganzes Huhn, wenn ich am Ende Suppenwürfel reintun muss? Waren die Hühner früher anders? Oder habe ich mir mit Maggi und Co. einfach schon die Geschmacksnerven verdorben? Mit der Grünen Soße ging es mir neulich ebenso. Dabei war es ein Rezept von Goethes Mutter. Sieben Kräuter müssen da rein. In Frankfurt bekomme ich die in Zeitungspapier fertig verpackt, sozusagen das »Grie-Soß-Sorglos-Paket« – es ist schließlich ein Nationalgericht. Hier muss ich die Kräuter erst mühsam zusammensuchen. Borretsch, Kerbel, Kresse, Petersilie, Pimpinelle, Sauerampfer und Schnittlauch. Und was heißt eigentlich Pimpinelle auf Englisch? Das Ergebnis hatte jedenfalls nichts zu tun mit der Grie Soß meiner Kindheitserinnerung. So blass wie jetzt meine Hühnersuppe. Vielleicht sollte ich noch einen Brühwürfel reinschmeißen? Oder meine Geschmacksknospen wieder an zarte Aromen und feine Nuancen gewöhnen. *Wow* – das sind wirklich schwerwiegende Probleme! Wenn es in meinem Leben in dieser Größenordnung weitergeht, kann ich nicht meckern.

Tag 21 – Muss man wirklich immer erreichbar sein?
Ich bin mit dem Themseboot nach Greenwich gefahren. Der Fluss glitzerte in der Sonne, und der Tower stand als

Schattenriss vor dem gleißenden Himmel. Engländer mit purpurroten Gesichtern und sehr guter Laune trinken literweise Bier aus Plastikbechern. Dann durch die kühlen, schattigen Säulenhallen der früheren britischen Marineakademie wandeln. Die protzigen Deckengemälde und der riesige Speisesaal, in dem schon Nelson als Kadett gegessen hat. Hier ist auch das bedeutendste Marinemuseum der Welt, das National Maritime Museum. Nelsons Uniformrock hängt hier, den er bei Trafalgar getragen hat. Seiner ruhmreichsten Schlacht, die Englands Vorherrschaft auf den Meeren endgültig besiegelte. Unter der Achsel von Nelsons blauem Rock mit den vielen Litzen und Messingknöpfen ist ein Riss. Dort traf ihn die Kugel, zerschmetterte sein Rückgrat und blieb irgendwo in Hüfthöhe stecken. Ein Zufallstreffer. In der Stunde seines größten Triumphes. Tödlich verwundet lag er unter Deck und hörte oben seine Männer jubeln. Oder da ist das Tagebuch vom Schiffsarzt der Bounty, eines Zeitzeugen der berühmten Meuterei. Er ist mit Captain Bligh von den Meuterern im offenen Boot ausgesetzt worden und dann 6000 Kilometer über den Ozean gereist. Eine Karte, die der berühmte James Cook vom Sankt-Lorenz-Strom gezeichnet hat. Zwei Jahre war er in der Südsee unterwegs – zwei Jahre, in denen seine Frau ein Kind geboren und eines begraben hat. Kein Funk, kein GPS, kein Weltempfänger – nichts, die waren wirklich weg, weiter weg geht's nicht. Faszinierend und unvorstellbar, dieses Leben von Männern, die ganz allein auf sich gestellt Verantwortung tragen und Entscheidungen über Leben und Tod treffen mussten. Ohne Information, ohne Rücksprache. Nur mit Erfahrung und Gefühl.

Ich kann mir schon nicht mehr vorstellen, wie ich meinen Job ohne Internet und Handy gemacht habe. Dabei bin ich als junger Reporter noch mit einer Rolle Markstücke durchs Hessenland gefahren. Und wenn ich dann endlich eine Telefonzelle gefunden hatte, war die entweder kaputt oder akzeptierte nur Karten, aber keine Münzen. Ich habe nach Ceauşescus Sturz in Rumänien auf dem Postamt drei Stunden auf eine Telefonverbindung nach Frankfurt gewartet. Ich war sehr froh über das erste Satellitentelefon. Es wog 100 Kilo, bestand aus drei Koffern und hatte eine regenschirmgroße Antenne zum Aufspannen. Es brauchte eine 220-Volt-Steckdose, was in Krisengebieten mitunter problematisch war. Rückblickend erscheint mir das alles unendlich mühsam und anstrengend, aber damals war es völlig normal.

Captain Cook hat bis Tahiti sechs Monate gebraucht – heute bist du mit dem Flugzeug in 18 Stunden dort. Noch für meine Oma war ein Waschtag wörtlich zu nehmen. Sie haben ein Kohlenfeuer unter dem Kessel gemacht und auf Steinen am Bach die Wäsche gebleicht. Ich erledige das nebenher, während ich in der Mikrowelle das Abendessen aufwärme, und checke gleichzeitig meine Mails. Ich hänge nicht mehr stundenlang in der Warteschleife von Telefonauskunft oder Bundesbahn – sondern kann meine Fahrkarte vom Wohnzimmersessel aus buchen und bezahlen. Ich muss nicht zu Hause bleiben, wenn ich einen Anruf erwarte. Ich sitze im Restaurant und rufe meine Mails ab, kann sogar Überweisungen von meinem Konto machen, telefoniere, simse und bin ständig auf dem Laufenden und mit aller Welt in Kontakt. Sogar auf meinem Boot, wenn ich will.

Ständig erreichbar zu sein, immer auf Empfang –
das macht dich huschig. Du solltest dir nicht freillig alle
Rückzugsorte verbauen.

Ich hätte diese Nacht mit dem *Faust* auf meinem Boot so nicht erlebt, wenn ich das Handy eingeschaltet gelassen hätte. Ständig empfangsbereit, in Hab-Acht-Stellung, nicht wirklich weg. Ich hätte mich mit Britta gestritten. Aber nichts gelöst am Telefon. Manche Dinge brauchen Zeit und Raum, ein Stück Abstand für die bessere Übersicht. Es ist mir nie aufgefallen, wie kräftezehrend unsere Kämpfe sind, solange wir noch tief drinstecken. Ich habe keine Ahnung, was passiert, wenn ich Britta wiedersehe. Aber ich bekomme Magenfeeling, wenn ich daran denke. Ich fühle mich sehr entspannt mit mir allein. Führe ein durch und durch angenehmes Leben. Aber wird das so bleiben, wenn ich mich von Britta trenne?»Trenne«! Es ist das erste Mal, dass ich dieses Wort so deutlich denke. Es macht mir Angst.»Alleinsein«, las ich kürzlich,»ist das schönste Gefühl, wenn man es kann, und das Schrecklichste, wenn man es muss.« Aber vermutlich ist das Alleinsein gar nicht das Schlimmste – sondern Passivität und Unaufmerksamkeit.

Solange wir noch tief drinstecken, fällt uns nicht auf,
wie kräftezehrend unsere Kämpfe sind.

»Ich habe dich gestern den ganzen Tag nicht erreicht …« Man macht sich verdächtig, wenn man sein Handy abschaltet. Hat er womöglich was zu verbergen?Aber gelegentlich gönne ich mir diese Oasen der Unerreichbarkeit, um ungestört nachzudenken, wenn ich spazieren gehe, oder um mich beim Einkaufen ganz und gar der Vorratsbeschaffung hinzugeben. Um einen kleinen Plausch mit der Kassiererin zu halten – statt rechts das Handy am Ohr, während ich mit der Linken in wilden Verrenkungen die Brieftasche aus der Tasche nestele. Jedenfalls tut es ganz gut, gelegentlich mal den Stecker rauszuziehen. Das Hintergrundrauschen auszuschalten. Das ist wie mit den zarten Aromen der Hühnersuppe, die du nicht mehr schmeckst, wenn du dir die Geschmacksnerven mit Tütensuppen und Aromaverstärkern verklebst. Wenn du dich ständig mit Lärm zudröhnst, hörst du die leisen Stimmen in dir nicht mehr. Willst sie vermutlich auch nicht hören. Viele Leute kennen das ja gar nicht mehr: Mit einem guten Buch in der Sonne zu liegen und ganz weit weg zu sein. Sie sind immer voll da: Verpassen keinen Anruf, keine SMS, keine Mail. Ständig auf Empfang zu sein, das macht dich huschig. Du solltest nicht freiwillig alle Rückzugs- und Zufluchtsorte preisgeben.

»Wer immer erreichbar ist, gehört zum Personal«, sagte der Publizist Johannes Gross.

»Wer immer erreichbar ist, gehört zum Personal.« (J. Gross)

Ich bekomme übrigens keine Ansichtskarten mehr. Dafür immer öfter SMS à la »Sitzen gerade auf dem Markusplatz. Herrliches Wetter. Sehr entspannt.« Oder: »Stehen auf dem Empire State Building. Fantastische Aussicht. Cu Betty.« Ich stelle mir dann vor, wie Dutzende Menschen auf der Aussichtsplattform des Empire State Building oder des Eiffelturms stehen und hektisch auf ihre Handys tippen, um die Daheimgebliebenen an ihrem Leben teilhaben zu lassen. Das ist ziemlich komisch. Aber ich bekäme trotzdem lieber eine Ansichtskarte. So eine mit einem absolut kitschigen Sonnenuntergang über dem Gardasee und einer Briefmarke der italienischen Post. Oder eine aus New York, auf der noch das World Trade Center drauf ist.

Tag 22 – Holger Senzel, Gastgeber
Der Wein funkelt im Kerzenlicht. Tiefrot, fast schwarz. Ein sehr guter Bordeaux, mein Lieblingswein, voll, rund und so weich, dass er die Kehle samtig streichelt. Leicht bedauernd nippe ich an meinem Mineralwasser, aber dann beschäftigt es mich auch nicht weiter. Meine Premiere als Gastgeber. Ich bin inzwischen ein recht versierter Koch und habe überlegt, mit einem Siebeck-Menü zu glänzen – mich dann aber doch für das Hühnercurry entschieden. Das soll ein netter Abend werden und keine Inszenierung. Und es gibt in meiner Erinnerung kaum Schlimmeres als Einladungen ambitionierter Hobbyköche, die unbedingt ein kulinarisches Großereignis präsentieren wollen, stundenlang fluchend in der Küche werkeln und ab und zu die verschwitzte Stirn aus der Tür strecken – während sich die Gäste im Wohnzimmer mit knurrendem Magen langsam, aber sicher die Kante geben … und dann kommt der erste Gang auf den Tisch – begleitet von allerlei gestressten Entschuldigungen, dass alles eigentlich ganz anders hätte werden sollen – und du musst alles in den höchsten Tönen loben.

Das Curry köchelt sanft vor sich hin und verbreitet köstlichen Wohlgeruch, der mit viel Lob bedacht wird.

Ich entspanne mich – der Abend lässt sich gut an. Die Runde ist journalistenlastig – man erklärt sich gegenseitig Großbritannien. Karl ist der Einzige am Tisch, der wirklich Ahnung vom richtigen Leben in London hat. Weil er bei einer britischen Firma arbeitet und keine fetten Auslands- und Mietzuschüsse bekommt. Er ist auch der Einzige, der eine Familie ernähren muss – und das ist selbst mit einem guten Gehalt in der zweitteuersten Stadt der Welt nicht einfach. Das Curry ist – wie nicht anders zu erwarten – ein großer Erfolg und ich schwärme ein wenig von den Kochbüchern Jamie Olivers (inzwischen habe ich drei) und wie einfach er es Kochneulingen wie mir macht, mit Spaß gutes Essen zuzubereiten. Und dann reden wir über seine Aktion für gesundes Schulessen – Oliver hat gemeinsam mit Tony Blair versucht, die Schulkantinen zu revolutionieren, und dabei erleben müssen, wie die Mütter ihren Kindern Hamburger, Hotdogs und Fritten über den Schulzaun reichten. Als »Arschlöcher« hat er sie im Fernsehen beschimpft, und wir lachen herzlich über den Widerstand der Briten gegen gesundes Essen. Meiner Ansicht nach ist die britische Küche ein Grund dafür, dass England Seemacht war, Frankreich jedoch nie. Die Franzosen hatten keinen Grund, wegzusegeln. Auch die Italiener nicht. Zumal man Geschmacksnerven aus Eisen und Mägen aus Beton brauchte, um die Schiffskost von damals zu verdauen. Die Briten haben beides. Überhaupt sind sie hart im Nehmen, auch Kälte scheinen sie nicht zu spüren. Die Frauen laufen im Januar im Minirock und bauchfrei durch die Gegend und beim ersten Sonnenstrahl im Februar sitzen sie im Hemd auf der Straße und trinken Bier.

Es ist ein schöner Abend mit viel Lachen und einer Menge Albernheiten, sehr gelöst. Um kurz nach halb zwölf erheben sich die Gäste wie ein Mann zum allgemeinen Aufbruch und herzlichen Abschied, weil in dieser Weltmetropole spätestens um Mitternacht die letzte U-Bahn fährt. Ein anderes Thema – auch immer wieder erheiternd.

Ich räume den Tisch ab und stelle das Geschirr in die Spülmaschine. Das war ja nun wirklich völlig stressfrei – wenn ich daran denke, wie viel Kopfzerbrechen mir der Abend im Vorfeld bereitet hat. Wie nervös ich war. Ich habe immer davon geträumt, ein gastfreundliches Haus zu pflegen – es mir aber nie zugetraut. Lieber traf man sich bei dem neuen Sarden oder Thailänder oder in einem Laden, bei dem es ein »Süppchen von irgendwas« und über »Kreuz gelöteten Quark an irgendwas« gab.

Tag 25 – Zurück aus Hamburg

Es stinkt. Wobei Gestank ein zu starkes Wort ist für dieses Potpourri Dutzender, einzeln eher matter Aromen – eingekeilt zwischen anderen übermüdeten, gleichgültigen Gestalten in der U-Bahn vom Flughafen Heathrow in die Innenstadt. Nasse Mäntel, süßliche, frische, zitronige und würzige Parfums und Aftershaves, alter Schweiß, Knoblauch, Zwiebeln, Mottenpulver, gebratener Speck, Alkoholfahnen, ein heimlicher Furz. Ich bin direkt in Türnähe eingekeilt, wo die Wagen so niedrig sind, dass man nicht aufrecht stehen kann. Mein gebeugter Rücken ist schmerzhaft in die Dachrundung gequetscht. Ich habe bereits ein paar unbequeme Frühmorgenstunden auf dem Flughafen Hamburg verbracht, bevor ich mit der ersten Maschine zurückgeflogen bin. Dieser Geruch hier … Puh! Und ich muss die ganze Zeit daran denken, wie wunderbar Britta gerochen hat.

Es gab die Verschlingende-Leidenschaft-Beziehung. Zwei zusammenpassende Puzzlesteine im Universum, vom Schicksal zusammengefügt. Körper und Seelen vereint. Die Frau, auf die ich mein Leben lang gewartet habe. Glühende Liebesbriefe, in denen auffällig oft die Worte »immer« und »ewig« vorkommen. Die werden schnell sehr anstrengend und enden immer schmerzhaft. Es gab die freundlich-sanften Lieben. Keine feurigen Briefe, keine theatralischen Szenen. Dafür sehr warm und entspannt. Gespräche beim Wein, Essen mit Freunden, vertraute Zärtlichkeiten, Elbspaziergänge, Urlaubspläne, *Tatort* am Sonntagabend, genug Zeit für meine Kumpel. Stets latent bedroht durch das nächste Paar Glutaugen bei Kerzenlicht. Es gab immer eine Frau in meinem Leben. Es war immer jemand da. In festen Partnerschaften, in gemeinsamen Wohnungen, getrennten Wohnungen, Übergangs- und Ablösungsbeziehungen, Affären usw. Jetzt ist niemand mehr da, und ich bin zutiefst verstört. Eine Frau zu verlassen, ohne dass (weiblicher) Trost auch nur in Sicht wäre – das ist neu. Mich zu trennen, bloß weil die Gefühle nicht reichen – das war eine Premiere.

Die unerfüllte Liebe habe ich in meiner Bilanz vergessen. Vielleicht die beste. Nie habe ich mehr Einsatz gebracht und mich mehr bemüht als um Frauen, die sich von mir abwandten. Bis ich sie dann hatte … Britta kann eigentlich froh sein, dass sie mich los ist. Mir aber wird das noch mal richtig leidtun. Ich bin 47 und womöglich kommt so eine Chance nie wieder. Das Beste, was mir passieren konnte. Sagten meine Freunde. Weil sie mich erdete. Wenn ich mir bloß ein wenig mehr Mühe gegeben hätte – wer weiß ...

»Service is running a little slower than usual«, verkündet der Lautsprecher in der U-Bahn. Ein bisschen langsamer als normal? – Hier bewegt sich seit 20 Minuten überhaupt nichts mehr. Meine Hand klebt an der Haltestange. Die Stimme im Lautsprecher verkündet, dass sich jetzt nur noch drei Züge vor uns im Tunnel stauen und es innerhalb der nächsten Viertelstunde weitergehen wird.

Ich bin jetzt frei. Ich kann tun und lassen, was immer ich will, muss keine Ausreden mehr suchen, wenn ich ohne sie losziehe, muss mich nicht mehr zu Anrufen verpflichtet fühlen. Ich kann den ganzen Urlaub allein mit dem Boot rausfahren und vor Schweinesand ankern, bis ich festroste. Weil es niemanden mehr interessiert, was ich tue ... Ich habe tatsächlich ein bisschen Angst vor dem Alleinsein, und das gar nicht mal so sehr, weil ich nichts mit mir anzufangen wüsste, sondern weil da niemand ist, dem ich wichtig bin. Anders, als ich Freunden und Kindern wichtig bin, die sich in ihrer eigenen Welt bewegen. Es gab doch gar keinen Grund, das so überstürzt vom Zaun zu brechen.

Ich habe es versemmelt, so viel ist mir klar. Ich war nicht geradlinig und nicht ehrlich, und davon habe ich Bauchschmerzen bekommen. Dafür kann Britta aber nichts. Als ich heute früh um halb zwei aus ihrer Wohnung das Treppenhaus hinunterrannte, war ich unendlich erleichtert. Auch traurig, sicher – aber es hat sich richtig angefühlt. Das dumpfe Grummeln im Magen war endlich weg. Nun meldet es sich heftig zurück.

Es nieselt, als ich die U-Bahn verlasse, Wolken in 50 verschiedenen Grauschattierungen hängen tief am Himmel. Rote Doppeldeckerbusse brausen vorbei, Tausende Schuhabsätze klacken auf dem nassen Asphalt, Zeitungsverkäufer schreien Schlagzeilen in den Wind, Böen zerren an den Schirmen. Ein hektischer, lauter, einsamer Großstadtmorgen. Welche meiner Verflossenen könnte ich wohl anrufen? Tatsächlich geht mir dieser Gedanke durch den Kopf. Aber nur kurz. Dann denke ich ans Internet. Diese Foren, in denen man unverbindlich und anonym mit Frauen chatten und ein bisschen flirten kann und sich dann in Ruhe überlegt, ob man sie treffen will. Untersteh dich, Alter! Aber mein Nähebedürfnis kann sehr ausgeprägt sein an grauen Sonntagnachmittagen. Da könnte ich mich sogar dazu hinreißen lassen, mich ganz unverbindlich mal wieder bei Britta zu melden.

»Im Oberstübchen sitzt der Intellekt und schaut dem Treiben zu. Er sagt zum Willen: ›Alter! Lass das sein! Es gibt Verdruss!‹ Aber er hört nicht. Enttäuschung; kurze Lust und lange Sorge; Alter, Krankheit, Tod, sie machen ihn nicht mürbe; er macht so fort. Und treibt er ihn auch tausend Mal aus seiner Haut, er findet eine neue, die's büßen muss.«
(Wilhelm Busch)

Wie passt das Kind in meinem Herzen zu diesem mittelalten Gesicht im Spiegel? Das Leben hat seine Spuren unübersehbar eingegraben. Aber erwachsen? Auf uralten Schwarz-Weiß-Fotos fällt mir immer wieder auf, wie erwachsen früher schon junge Männer mit Mitte 20 aussahen. Markante, reife Männergesichter – keine Jungs. Heute kannst du dich als Mann sehr lange vor dem Erwachsenwerden drücken. Du kannst als Mann auch mit 50 noch durch Bars tingeln, mit Kumpeln saufen, Affären und ungeklärte Beziehungen haben. Hagestolze nannte man solche Männer früher wohl. Ich bin 47, das verblüfft mich irgendwie. Als mein Vater 47 Jahre alt war, war er für mich ein alter Mann. Und was bin ich? Ich schaue die hübschen jungen Frauen in der U-Bahn an, von denen keine irgendeine Notiz von mir nehmen wird. Sie denkt höchstens: Was glotzt mich dieser alte Sack so an? Ich sollte der Wahrheit ins ungeschminkte Gesicht sehen: Ich bin ein Mann an der Schwelle zum Alter. Mit einer furchtsamen Kinderseele. Und deshalb musste immer eine Frau da sein – wie Mutti. Wie sagt Brad Pitt als Tyler Durdan in dem Film *Fight Club* doch so schön:»Wir sind die Generation Männer, die von Frauen erzogen wurden. Glaubst du, eine weitere Frau würde das Problem lösen?!« Es wird Zeit, dass ich endlich mal aufhöre, wie ein aufgescheuchtes Huhn durchs Leben zu flattern.

Tag 26 – Stille ist nicht Leere
Im Büro läuft den ganzen Tag der Nachrichtenkanal der BBC. Der Ton ist leise gestellt, das Hintergrundgeräusch meines Arbeitstages. Aber wenn dieser rote Balken blinkt, bin ich sofort alarmiert: Breaking News! Eilmeldung! ANTITERROREINSATZ IN NORDLONDON. Weiße Balkenschrift auf Signalrot. Ein Reporter vor einem gelben Polizeiabsperrband, hinter ihm ein Haus, Uniformierte gehen ein und aus. Durchsuchung im Rah-

men der Antiterrorgesetze. Mehr weiß der hektische Reporter auch nicht. Der Kamerazoom fährt in die Totale, Blaulichter, Gewusel; Nachbarn werden befragt, es ist ihnen nie etwas Besonderes aufgefallen, alles ganz normal. Schaltung ins Regierungsviertel, ein anderer Reporter vor der berühmten schwarzen Tür von Downing Street Nummer 10. Der Premierminister habe sich bislang nicht zu den Durchsuchungen geäußert. Auch der Innenminister nicht. Der dritte Reporter vor der Glasfassade von New Scotland Yard – auch hier sagt keiner etwas. Meine Redakteure in Hamburg und Köln wollen wissen, was da los ist und ob und wann ich einen Bericht anbiete. Da werden Häuser durchsucht, mehr weiß ich nicht. Seit den Anschlägen auf Busse und U-Bahnen gibt es viele solche Aktionen, oft ist nichts dran, alle sind nervös. Wir sollten abwarten.

Aber dann steht es als Aufmacher bei Spiegel-Online. Die wissen auch nicht mehr, haben aber einen Terrorexperten interviewt, der neue Anschläge für sehr wahrscheinlich hält. Nicht nur in London, sondern in ganz Europa. Auch in Berlin. Die Deutsche Presseagentur füttert die mageren Informationen mit einer Bilanz der Terroranschläge seit dem 11. September an. Höchste Zeit für mich, endlich in die Hufe zu kommen und den Terrorexperten meines Vertrauens um seine Einschätzung zu bitten. Ein ganz neues Berufsbild hat Al Kaida da in den Medien geschaffen. Natürlich weiß auch er nichts über die Polizeiaktion in Nordlondon. Grundsätzlich könne man aber durchaus von einer realistischen Terrorbedrohung im Lande ausgehen. So kurz sagt er das natürlich nicht. Ich hoffe, dass es bald mehr Informationen gibt, und stelle mich auf einen arbeitsreichen nächsten Morgen ein. Aber heute ist das Thema komplett aus den Nachrichten verschwunden. Die Verdachtsmomente haben sich nicht erhärtet. Man hat ein paar Flugblätter gefunden, es gab jedoch keine Festnahmen. Die Redaktionen zu Hause winken ab: Wen soll das denn interessieren? Es ist ja nichts passiert …

In meiner Wohnung bleibt die Glotze kalt. Dafür erwartet mich ein neues Hörspiel. Heinrich Böll ist auf dem Cover. Er hält eine Zigarette in der Hand und schaut nach links auf einen Punkt außerhalb des Fotos. *Dr. Murkes gesammeltes Schweigen.* Voller Vorfreude nehme ich die Hörspiel-CD aus der Hülle, dimme das Licht im Wohnzimmer und mache es mir im Sessel gegenüber der Stereoanlage bequem. Die sonore Stimme des Erzählers trägt meine Fantasie in einen Radiosender. Im Lautsprecher knarrt und rumpelt es, als der Kulturredakteur Dr. Murke mit dem Paternoster zum Studio hinauffährt. Ich stelle mir ein düsteres Tonstudio der 50er-Jahre vor. Mit graublechernen Schaltschränken, armdicken Kabelbündeln in Steckfeldern, kreisrunden Armaturen und dicken schwarzen Bakelitschaltern. Eine Sendung des berühmten Kulturkritikers Bur-Malottke liegt auf dem Tonbandteller. Aus dem gesamten Essay muss das Wort »Gott« herausgeschnitten werden. Und Bur-Malottke sagt oft »Gott«. Aber dann sind ihm Zweifel gekommen, und deshalb muss »Gott« ersetzt werden durch »jenes höhere Wesen, das wir verehren«. Das muss da nun reingeschnitten werden, weil sich Bur-Malottke weigert, den gesamten Vortrag neu zu sprechen. Und Bur-Malottke ist ein Freund des Intendanten. Endlich hat es Dr. Murke geschafft und betritt das Büro seines Chefs, um Vollzug zu melden. Rumkoke übergibt ihm im Auftrag der Unterhaltungsabteilung ein Stückchen Tonband, so ein Schnipselchen von vier, fünf Zentimetern braunen Magnetofonbands, und will wissen, was es damit auf sich hat ...

»Ich sammle«, antwortet Murke verlegen,»eine bestimmte Art von Resten. Schweigen. Ich sammle Schweigen. (...) Ich klebe sie aneinander und spiel sie mir abends vor, wenn ich zu Hause bin. Es ist noch nicht viel, ich habe erst ein paar Minuten, aber es wird ja auch nicht viel geschwiegen ...«

Im Nachbarhaus übt dieses schrecklich unmusikalische Kind wieder Klavier. Immer wieder den Flohwalzer. Der andere Nachbar sitzt mit seiner Frau vor dem Fernseher. Sie unterhalten sich dabei, eine Flasche wird auf den Tisch gestellt. Mein Küchenfenster klirrt, wenn draußen ein Bus oder Lkw vorbeifährt. Die Polizeiautos haben eine tiefertönende Sirene als die Ambulanzen. Die Minuten flappen so dahin in der Uhr auf dem Sims. Dort steht so ein uraltes orangefarbenes Teil, bei dem die weißen Felder mit den Ziffern jede Minute mit einem leisen »Flapp« weiterrücken. Alle zehn Sekunden sind das zwei Ziffernfelder, beim Stundenwechsel drei oder vier. Mit etwas Übung müsste ich am Klang des Flappens die Uhrzeit erraten können. Jedenfalls wenn ich lange genug hier sitzen bliebe. So also hört sich das Schweigen in meiner Londoner Wohnung an. Normalerweise vermeide ich Schweigen und schalte sofort Musik an oder den Fernseher ein, wenn ich nach Hause komme. Nicht, weil mich die Gameshows und Krimis interessieren, aber weil da Leute reden und was tun und mich dabei sein lassen. Schweigen in meiner Londoner Wohnung. Was da alles passiert! Das Schweigen im Büro dagegen klingt völlig anders. Wie wäre es mit drei Minuten Schweigen auf dem Boot vor meiner Insel? Tagsüber und nachts. Schweigen im Gericht, kurz vor der Urteilsverkündung. Und das könnte ich dann tauschen gegen Promischweigen. Angela Merkel schweigt mit Sicherheit anders als Guido Westerwelle oder Boris Becker. Schweigen im Büro meines Chefs, Schweigen mit einem guten Kumpel beim Bier. Schweigen nach einem Streit, Schweigen nach dem Sex. In den innigsten und tiefsten Momenten des Lebens wird immer geschwiegen, vielleicht quatsche ich deshalb so viel. Bei mir wäre Murkes Ausbeute mager, Gesprächspausen beunruhigen mich, deshalb fülle ich sie vorsorglich.

In den innigsten und tiefsten Momenten des Lebens
wird immer geschwiegen.

Ich könnte stundenlang hier sitzen bleiben und dem Schweigen zuhören. Es ist ganz und gar nicht bedrückend, es ist sehr viel Leben darin und ich bin mittendrin. Das unbegabte Kind im Nachbarhaus hat endlich mit dem Flohwalzer aufgehört, jetzt sitzt die Familie drüben in der Küche beim Abendbrot. Ein Paar mit Kindern und der alten Mutter wohnt da, drei Generationen unter einem Dach. Ein Mann läuft am Haus vorbei, er singt aus tiefstem Herzen und mit wunderschöner Stimme – seine selbstvergessene Inbrunst lässt mich lächeln. Tiefer Frieden senkt sich über mein Gemüt, ich bin glücklich. Ich tue nichts, sage nichts – ich bin. Jetzt, hier, in diesem

Moment. Es ist einer dieser Augenblicke, von denen du im selben Augenblick spürst, dass du einmal wehmütig an ihn zurückdenken wirst. So wie neulich, als mein Sohn neben mir im Bett lag und ich seine Hand in der meinen spürte. Glück und das Bewusstsein für die Kostbarkeit dieses Moments, weil die Zeit ihrem Ende entgegengeht, in der mein Sohn Händchen haltend mit Papa im Bett liegt. Auch das war ein ganz besonderes Schweigen. Ich bewahre es sorgsam in der kleinen Blechschachtel meines Herzens auf. So wie das Schweigen dieses Abends in meiner Londoner Wohnung.

Tag 27 – Den Geist aufgeben?

Ich sitze auf der Betontreppe einer Tankstelle, rauche und empfinde grimmige Befriedigung darüber, gegen all meine Beschlüsse zu verstoßen und dem Drillsergeanten zu bedeuten, dass er mich gerade mal kann. Von der ersten Zigarette wurde mir noch schwindelig, aber inzwischen schmeckt es mir wieder. Die Schachtel ist schon halb leer, mein Mund trocken, und ich hole mir in der Tanke einen scheußlichen Kaffee und einen Schokoriegel. Ich habe gerade eine großartige Story versemmelt. Das ist – wenn ich mich selbst ernst nehme – kein Grund, sich gehen zu lassen. Denn wie ich bereits mehrfach bemerkt habe, macht es das um keinen Deut besser. Aber das ist mir gerade völlig egal. Ich bin fassungslos, wütend und niedergeschlagen darüber, wie das so schieflaufen konnte.

Ich wollte heute nach Edinburgh fliegen, um dort den Wissenschaftler Ian Wilmut zu interviewen. Wilmut galt als einer der Väter des Klonschafs Dolly. Er hat letztes Jahr von der britischen Zulassungsbehörde die Lizenz zum Klonen menschlicher Embryonen bekommen. Er will Therapien gegen Nervenleiden entwickeln. Eine schillernde, kontroverse Persönlichkeit – und ein hochaktuelles, hochemotionales Thema. Ein Interview mit Ian Wilmut ist eine kleine Sensation – er gibt nur selten welche seit jenem Skandal, als er zugeben musste, dass in Wahrheit sein Kollege das Klonschaf Dolly geschaffen hat. Ich habe mich wochenlang um diesen Termin bemüht, es gab einen umfangreichen E-Mail-Verkehr, in dem ich von Seriosität und Sachlichkeit und Wichtigkeit schrieb und dass die ARD Deutschlands BBC ist, um bei Wilmut jeden Verdacht zu zerstreuen, dass ich auch wieder so ein Sensationsreporter wäre, der den Mann, der Gott versucht, in Frankensteins Hexenküche in die Pfanne hauen will. Am Ende bekomme ich das Interview.

Ich nehme die erste U-Bahn um 5.30 Uhr. Man muss in London eine Menge Spielraum einplanen. Allerdings verpasse ich die Lautsprecherdurchsage, dass der U-Bahn-Zug auf eine andere Strecke umgeleitet wird. Endstation. Das war's – *line suspended*. Also Taxi. Keine Staus auf der M 5, der Fahrer drückt auf die Tube, ich entspanne mich. In zehn Minuten sind wir am Flughafen, immer noch jede Menge Zeit … Und dann werden wir plötzlich ganz langsam, und schwarzer Rauch qillt aus der Motorhaube. Das lädierte Taxi schafft es im Kriechgang auf dem Standstreifen bis zu dieser Autobahntankstelle. 8.16 Uhr, mein Flugzeug nach Edinburgh dürfte sich in diesem Moment in den englischen Himmel erheben. Ich könnte die Maschine zwei Stunden später bekommen, kündige in Wilmuts Büro meine Verspätung an – und habe das Rennen endgültig verloren: Der Professor fliege leider am Nachmittag zu einem Kongress in die Staaten und in den kommenden Wochen sehe es ganz schlecht aus, sie bedauern das aufrichtig …

Nächstes Jahr werde ich vielleicht darüber lachen können. Dass der Motor des Taxis »gave up it's ghost.« Lustig, dass es diese Redewendung auch im Englischen gibt. Nächstes Jahr wird es eine weitere englische Alltagsgeschichte sein. Aus einem Land, in dem nichts richtig funktioniert – nicht mal die Taxis. Aber heute nicht. Ich möchte mich in eine dunkle Ecke verkriechen und still vor mich hin weinen. Mein Leben, das ich in den letzten Wochen so fabelhaft neu geordnet habe, entgleitet mir gerade wieder. Einen Tag vor dem Ziel haue ich es in die Grütze. Das ist schwach! Ich vermisse Britta und betrachte die Trennung als persönliches Versagen. Und im Beruf verliere ich jetzt auch noch mein glückliches Händchen. Wer weiß, was morgen schiefgeht? Ich bin extrem dünnhäutig und zermartere mich ein bisschen mit Selbstvorwürfen, als ich endlich im Vorortzug nach London sitze. Ich hätte gestern fliegen und mir einen netten Abend in einem Edinburgher Hotel machen können. Ich bin kein Pechvogel, sondern unprofessionell, ein Dilettant. Mein Handy klingelt, als der Zug in den Kings-Cross-Bahnhof einfährt. Kein Redakteur, der sich nach der Wilmut-Story erkundigt, sondern ein Kollege, mit dem ich vor Urzeiten in Sarajevo war. Er sei gerade in London und würde mich gerne treffen. Das will ich auch. Sofort fühle ich mich in meine Zeit als Kriegsreporter zurückversetzt.

Krieg und andere Probleme

Eine ganz andere Welt

In der Krajina – einer serbischen Enklave in Kroatien – bin ich während des Balkankrieges einmal von Milizen angehalten worden. Ich war in einem Mietwagen aus Zagreb unterwegs, mit kroatischem Kennzeichen. Das war unsagbar leichtsinnig und dumm – und es hätte leicht schiefgehen können. Damals war ich aber eher empört als ängstlich, als sie mich mit vorgehaltenen Waffen aus dem Auto zwangen und zum Verhör in ihre Baracke schleppten. Und mein Ärger wuchs, als sie meine Notizbücher durchwühlten – gefüllt mit den kroatischen Namen meiner Gesprächspartner, die ich in Zagreb interviewt hatte. Ich fühlte mich unverwundbar durch meinen Journalistenstatus. Ich war Deutscher, hatte mit ihrem Krieg nichts zu tun und war kurz davor, zurückzubrüllen, dass ich sofort den deutschen Botschafter sprechen wolle. Dann zerrten sie mich unter wildem Geschrei an die Wand und legten mit ihren Kalaschnikows auf mich an. Ich sah in die schwarzen Mündungen der Gewehre, und ich sah die Augen dahinter – kalte, unbeteiligte Augen von

Männern, die sich lange aus meiner Welt entfernt hatten, in der man nicht einfach einen Menschen töten kann. Es würde ihr Gewissen nicht belasten, ob sie einen mehr oder weniger erschossen. Dann drückten sie ab und fünf Gewehre machten klick – und mir schossen die Tränen in die Augen. Ich wollte nicht weinen, nicht vor diesen Männern – aber ich konnte es nicht verhindern. Dafür habe ich sie am meisten gehasst, und ich wäre in diesem Moment bedenkenlos bereit gewesen, sie umzubringen – wäre ich dazu in der Lage gewesen. Sie lachten, machten Scherze, die ich nicht verstand, prügelten mich zu meinem Auto – einer sagte zum Abschied:»Don't come back!« Ich hatte es nicht vor.

Im Garten des Klosters von Mostar sprach ich mit einem jungen Mönch und begab mich dann zum Essen in die Abtei, während mein Interviewpartner noch einen Augenblick die frische Luft genießen wollte. Ich hatte gerade die Tür erreicht, als ich ein Pfeifen hörte und mich der Luftdruck einer Granate zu Boden warf. Dort, wo ich mich fünf Minuten zuvor mit dem jungen Mönch unterhalten hatte, klaffte ein rauchender Trichter im Boden. Ein Erdloch von circa drei Metern Durchmesser. Kein Blut, keine Knochen, keine Leichenteile – nichts. Nur ein Loch. Als hätte dieser Mensch nie existiert. Zurück im Hotel in Zagreb erfuhr ich vom Tod des Korrespondenten der Süddeutschen Zeitung, Egon Scotland. Ich habe ihn nie persönlich getroffen, aber es nahm einen jedes Mal mit, wenn ein Kollege ums Leben kam, weil es uns vor Augen führte, was wir nicht wahrhaben wollten und worüber wir selten sprachen: das eigene Risiko. Wir redeten uns immer ein, relativ sicher zu sein, wenn wir uns an bestimmte Regeln hielten. Egon Scotland war mit einem Kollegen in der Dunkelheit im Kriegsgebiet unterwegs und wurde von der Kugel eines Scharfschützen getroffen. Das sei unglaublich leichtsinnig gewesen – sagten die Kollegen –, und dass er noch leben könnte, hätte er sich besser vorgesehen. Ich habe nichts von meinem Erlebnis mit dem kroatischen Mietwagen in der Krajina erzählt.

In den zehn Jahren, in denen ich als Kriegsberichterstatter gearbeitet habe, habe ich viele schreckliche Dinge gesehen. Zerstückelte Leichen in Ruanda, Operationen ohne Narkose, die rot geweinten Augen der Mütter und Witwen. Und immer wieder diese kalten, leeren Mörderaugen hinter der Mündung einer Waffe. 16-Jährige, die noch nie eine Schulbank gedrückt, aber bereits unzählige Menschen getötet hatten. So verroht, gewissen- und mitleidlos, dass sie einem beinah schon wieder leidtun konnten. Doch Angst habe ich selten gehabt, weil ich mich – so paradox das scheint – in der Beobachterrolle sicher fühlte. Aber ich habe sehr oft grenzenlose Wut darüber empfunden, was Menschen einander antun. Ich habe es für wichtig gehalten, über den Krieg zu berichten – für bedeutsam, dass Journalisten dabei waren und Zeugnis ablegten und den unschuldigen Opfern eine Stimme gaben. Es hat mich nicht kaltgelassen, was ich gesehen und gehört und erlebt habe, vieles ist mir nahegegangen – aber die Aufgabe, die ich glaubte, erfüllen zu müssen, half mir, es von mir fernzuhalten, Distanz zu schaffen.

In Sarajevo hatten wir – eine Gruppe Journalisten – Suppe auf dem Campingkocher zubereitet. Auf dem Fußboden in einem ehemaligen Büro des bosnischen

Fernsehzentrums drängten wir uns um die Gasflamme. Draußen waren es 15 Grad minus und drinnen nur wenig über dem Gefrierpunkt. Zu Titos Zeiten hatte der Staatsrundfunk aus dem hässlichen Betonklotz gesendet – jetzt hatten sich Zeitungsreporter, Fernsehteams und Radioleute aus aller Welt in den verlassenen Redaktionsräumen eingerichtet. Sie hatten dort ihre Technik aufgebaut und ihre Generatoren und Lager mit Konserven und Zigaretten und deutschem Bier und Slibowitz, einem Zwetschgenbranntwein, errichtet. Den Schlafsack immer direkt unterm Fenster – nie an der gegenüberliegenden Wand. Da hatte man bei einem Granattreffer bessere Überlebenschancen. So hieß es, obwohl ich kaum glaube, dass es einen Unterschied gemacht hätte. Viel mehr Angst hatte ich vor dem Gang zur Toilette. Es gab kein fließendes Wasser, und der Fußboden war voller Kothaufen. Ich hätte lieber im Freien gepinkelt, aber da lauerten serbische Scharfschützen. Wir haben uns oft darüber lustig gemacht, was für ein blöder Tod das wäre, mit heruntergelassener Hose zu sterben. Worüber Männer so lachen, wenn sie wochenlang zwangsweise zusammenhocken.

Wenn wir zu Interviews loszogen, trugen wir 18 Kilo schwere Schutzwesten mit Keramikplatten. »Warum sollte jemand auf die Schutzweste zielen, statt auf den Kopf?«, fragte ich mal. Na ja, weil Scharfschützen eben immer auf die Brust halten – größte Fläche, am einfachsten zu treffen. So hieß es. Die Schützen feuerten von den umliegenden Bergen mit weitreichenden Präzisionsgewehren auf die Stadt. *Snipers' Alley* – »Scharfschützen-Allee« nannte man dann auch die Hauptstraße von Sarajevo.

Dort rasten die wenigen Autos – meist gepanzerte Jeeps der UNO, von Hilfsorganisationen oder Medien – mit 80 Sachen im Zickzack, um kein Ziel zu bieten. An Kreuzungen warnten Schilder »pazi-snajper« – Vorsicht, Heckenschützen! Kinder rannten über die Straße und lachten und johlten, wenn die Geschosse hinter ihnen in den Asphalt schlugen. Das lebensgefährliche Kinderspiel bot mir einen guten Einstieg für eine Reportage aus Sarajevo. Es war weit weg – auch wenn ich mittendrin steckte.

Die Stadt war seit einem Jahr belagert, die Menschen froren, verheizten ihre Möbel und aßen Graswurzeln. Ich war mit einer Militärmaschine in die Stadt geflogen. Am Flughafen hatte die UNO einen Shuttle-Service in die Stadt installiert. So richtig mit Haltestelle und Fahrplan – nur kam kein Bus, sondern ein weiß lackierter Panzer.

Meine Tasche war vollgepackt mit Konserven, Zigaretten, Schokolade, deutschem Bier – alles, was die Fernsehkollegen in Sarajevo bestellt hatten. Dabei konnten wir mit unserem Presseausweis sogar aus der Stadt rausfahren. Die Serben verkauften uns gern Lebensmittel und Schnaps gegen Deutsche Mark. Aber sie hatten ja selbst nicht viel. Frische Forellen gab es direkt aus dem Teich. Man drückte einem Soldaten zehn D-Mark in die Hand, dann ballerte der mit seiner Kalaschnikow ins Wasser, bis die Fische oben trieben. Und abends brieten wir die auf unserem Kocher und erzählten von vergangenen Einsätzen in anderen Kriegen in anderen Ländern. Andächtig lauschte ich den Geschichten der alten Hasen. Den Reporterlegenden von CNN oder BBC und des deutschen Fernsehens, manche waren schon seit dem Vietnamkrieg in sämtlichen Krisenherden der Welt unterwegs – meine

Helden. Aber mit wachsender Betrunkenheit wurden solche Abende immer sentimentaler und weinerlicher. Zerrüttete Ehen, entfremdete Kinder, abgerissene Wurzeln. Gegrillter Fisch, Bier, Slibowitz, gute Gespräche – Männer im Krieg.

Jeden Morgen um zehn begann der Beschuss der serbischen Artillerie. Pünktlich wie die Maurer. Ich habe mich anfangs sehr gewundert, warum es dabei jedes Mal so viele Tote gab, weil das Bombardement doch so vorhersehbar war. Aber niemand konnte es sich leisten, im Keller zu bleiben – die Menschen waren unterwegs, um Nahrungsmittel oder Brennholz oder sonst etwas Lebensnotwendiges zu beschaffen. Viele Alte und Kinder starben – an Hunger oder Kälte oder Infektionen, weil es keine Medikamente gab. »Was ist das für ein Gefühl, in einer belagerten Stadt zu leben?«, fragte mich einmal der Moderator der Frühsendung. »Ich weiß es nicht«, antwortete ich, »denn ich kann hier ja wieder weg.«

Die Ägypter fuhren mich mit ihrem weißen Panzer zum Flughafen; die Kanadier flogen mich aus der Stadt heraus. Die UNO hatte alles genau aufgeteilt, die Bürokratie funktionierte tadellos. Norweger kontrollierten die Pässe. Verteilten selbst gebastelte Stempel: »Maybe-Airlines«. Wir wollten alle so einen. Ich habe den Pass heute noch. Ebenso das gelbe T-Shirt vom Fitnessclub Sarajevo: I'm still alive … Souvenirs großer Abenteuer, Erinnerungen an vergangene Heldentaten. In Bologna ging es dann vom Militärflughafen mit dem Taxi zum besten Restaurant, kugelsichere Weste über der Schulter – ich kam mir sehr cool vor. All die Leckereien, von denen ich geträumt hatte, bestellen. Weiße Tischdecken, Kerzenlicht, Silberbesteck, Blumenschmuck, sanfte Musik, Kellner, die Wein in polierte Kristallgläser nachgießen. Ein Paradies. Sich danach zufrieden und pappsatt in der Hotelbadewanne räkeln, sich auf blütenweiße, gestärkte Bettwäsche werfen ... Oft dachte ich, dass ich diesen Job nur wegen dieser Momente machte. Für das Zurückkommen. Das war das Beste an den Kriseneinsätzen. Das war Glück. Sich so unsagbar reich zu fühlen ...

Die ersten Tage in Deutschland nach einem Kriegseinsatz waren dagegen stets irritierend. Im Supermarkt die langen Regalmeter Tierfutter – *Whiskas Senior* und *Chappi light* ... Diätfutter für fette Hunde. Ich dachte: Mann, das ist so absurd, wenn ich das Janosh in Sarajevo erzähle, wird er nur den Kopf schütteln. Und dann die Konferenzen im Funkhaus. Da stritten Leute allen Ernstes über 30 Sekunden, die eine Sendung zu lang war. Ich erzählte vom Krieg und der Hölle in Sarajevo – spannende Geschichten in der Kneipe, ganz weit weg von Angst, Ekel und Gestank. Ich dachte wehmütig an die feuchtfröhlichen, geselligen Abende in Sarajevo und die Ausflüge zum Forellenteich – und war froh, wenn ich wieder losfliegen durfte. Manchmal habe ich zwischen zwei Einsätzen den Koffer mit der Schmutzwäsche nicht mal ausgepackt – wozu gab's denn Hotelwäschereien? Lange wohnte ich in einer scheußlich möblierten Wohnung, die ich »mein Suizidapartment« nannte, aber ich war ja sowieso selten zu Hause.

Je länger der Bürgerkrieg dauerte, je mehr die Menschen an die Nachrichten von täglich neuen Toten und Gräueltaten gewöhnt waren, desto schwerer wurde es für einen Reporter – Geschichten zu finden, die noch keiner zuvor erzählt hatte. In einem Flüchtlingslager traf ich Peter Quendler, der eine außerordentlich erfolgreiche Hilfsaktion für den österreichischen Rundfunk ORF und die Caritas leitete. Zu diesem Zeitpunkt war er schon zwei Jahre lang auf dem Balkan unterwegs. Wollte nach Slavonski Brod, zu einem Krankenhaus direkt an der Front zwischen Kroatien und Bosnien. Das klang spannend – und so fuhr ich mit ihm. Wir kamen früh an, noch vor dem Beginn des Artilleriebeschusses – man konnte auch hier die Uhr danach stellen. Von elf bis gegen zwei Uhr mittags feuerten die serbischen Geschütze – dann waren die Kanoniere betrunken und hielten Mittagsschlaf. Gegen vier Uhr ging es dann noch einmal für zwei Stunden weiter. Es war ein unglaublich archaischer Krieg. Auf beiden Seiten erinnerten diese wilden, bärtigen Gesellen mit ihren Kalaschnikows und bunt zusammengewürfelten Kampfanzügen eher an Räuber als an disziplinierte Soldaten.

Das Krankenhaus von Slavonski Brod war eine Ruine. Das Dach teilweise eingestürzt, rußgeschwärzte Mauern mit leeren Fensterhöhlen. Auf dem Hof stand das von Kugeln zersiebte Wrack eines Krankenwagens – die Serben benutzten das Rote Kreuz als Ziel, hieß es. Ich habe keine Ahnung, ob es stimmte, alle Seiten erzählten in einem fort von den unglaublichen Gräueltaten der Gegenseite. Operations- und Behandlungsräume waren im Keller. Männer, Frauen und auch Kinder lagen dicht an dicht in Eisenbetten und auf dem Fußboden, in blutige Verbände gehüllt. Ein Junge ohne Arme, ein Mädchen ohne Beine, Kopfverbände. Stöhnen, Weinen, Jammern, markerschütternde Schreie. Der Geruch von Blut, Keller,

Urin, Kot, Schweiß und feuchten Klamotten. Ein blutverschmiertes Plüschtier auf dem Boden, tote Körper im Flur, Haufen von Tüchern und zerrissene Uniformteile, alles braunrot von getrocknetem Blut. Die Finger einer Hand, die aus dem Eimer unter einem Tuch hervorschauten. Ein übermüdeter, unrasierter Arzt erzählte mit unbeteiligter Stimme von Amputationen ohne Narkose, von Infektionen, von Minen in Kinderspielzeugen und verstümmelten Neunjährigen. Ich interviewte ein Mädchen, das als Einzige einen Volltreffer in ihr Haus überlebt hatte. Sie hatte ein Bein verloren und war blind – und sie weinte in mein Mikrofon. Ich hätte mitheulen können und dachte zugleich, welch ein ergreifender Einstieg für einen Bericht das war.

Das Gebäude erzitterte unter einem dumpfen Schlag, die Neonröhren an der Decke flackerten. Wegen meiner Interviews hatten wir den rechtzeitigen Aufbruch verpasst und mussten die nächsten zwei Stunden hier im Keller verbringen, mindestens. Weitere Schläge, flackerndes Licht, einige beteten laut, Kinder weinten. Ich zuckte bei jedem Einschlag zusammen. Der Arzt lachte:»Das ist noch ganz weit weg – die müssen heute wirklich total besoffen sein.« Dann öffnete er eine Flasche Slibowitz. Wir tranken. Ärzte und Sanis unterhielten sich auf Kroatisch, machten Witze, lachten. Ich schaltete das Mikrofon ein, um Geräusche aufzunehmen. Damit unterlegte ich dann Teile des Textes, um die Atmosphäre rüberzubringen. *Aber man wird nichts riechen können auf dem Band,* dachte ich mir. Eine mächtige Explosion ließ den Keller erbeben, Putz rieselte von der Decke – ich musste mich zusammenreißen, um nicht aufzuschreien. Die Neonröhren flackerten wieder und erloschen dann ganz – es war stockfinster. Und wieder rumste es, und noch mal und noch mal und noch mal und hörte nicht mehr auf – ich hatte nur noch Angst. Feuerzeuge gingen an, Kerzen, Kommandostimmen hallten durch die Gänge, Flüche, offenbar bekamen sie den Generator nicht in Gang. Aus dem OP erklang eine wütende Stimme, entsetzliche Schreie – es war nicht auszumachen, ob von Frau oder Mann, ganz hoch und durchdringend. Männer eilten mit Taschenlampen durch die Tür. Und noch ein Einschlag und noch einer, und ich fragte mich, wann den Serben endlich die Munition ausginge. Ich kauerte in einer Ecke auf dem Boden und klammerte den Blick an meinen Begleiter von der Caritas, der im Schein einer Taschenlampe mit dem Arzt seelenruhig Listen erstellte von Dingen, die hier gebraucht wurden. So gefährlich konnte es ja nicht sein, wenn die so ruhig dastanden.

Nach zwei Stunden hörte der Beschuss genauso unvermittelt auf, wie er begonnen hatte. Wie bei einem Feuerwerk. Es gab noch den einen oder anderen Nachzügler, dann war es still. Bis auf das Stöhnen, das Schreien und Wimmern. Draußen war es noch hell, ich atmete gierig die frische Luft, als wir endlich aus unserem Bunker herauskommen konnten. Und dann waren wir auch schon wieder unterwegs im gepanzerten Landrover mit den Aufklebern von Caritas und Österreichischem Rundfunk und *Menschen in Not*. Peter saß entspannt auf dem Beifahrersitz und ging seine Listen durch. Er überlegte laut, welche Firma billig Konserven liefern könnte – oder besser noch umsonst. Vielleicht solche mit Dellen, die sie nicht mehr verkaufen konnten.»Mit dem großen Lkw kommen wir da wohl nicht hin?«, fragte er mehr sich selbst, und der Fahrer verneinte. Aber Peter kannte den Chef einer großen Autovermietung, da bekam er die Siebeneinhalbtonner günstig ...

Helfen macht glücklich

In Interviews ist Peter immer sehr pathetisch, spricht gern von den großen Kinderaugen und Kindern, die keine Schokolade kennen und noch nie eine Schulbank gedrückt haben, aber eine Kalaschnikow auseinandernehmen können. In seinen Einsätzen ist er völlig pragmatisch und unemotional. Da geht es nur um Tonnage und Logistik und wie er verhindern kann, dass sich die Milizen an seinen Hilfsgütern vergreifen.»Verhandeln mit leeren Händen« nennt er seine Methode. Erst wenn er von den zuständigen Kommandeuren freies Geleit garantiert bekommt, schickt er die Lastwagen los. Ständig treibt er zur Eile an, morgens um sechs taucht er in Suppenküchen auf, organisiert Nähmaschinen für arbeitslose Frauen in einem Dorf und Baumaterial für Notunterkünfte und verhandelt abends mit einem englischen Offizier darüber, ob dessen Panzereinheit unseren Transport auf einer gefährlichen Bergstrecke begleiten kann.

Ich habe Peter nie schlecht gelaunt erlebt. Manchmal wütend, wenn die Dinge nicht liefen, wie er wollte, aber nie trübsinnig. Obwohl er permanent von Trübsinn umgeben war. Als ich ihn später einmal zu Hause in Kärnten besuchte, war ich überrascht und überwältigt. Er hat eine wirklich wundervolle, warmherzige, lustige Frau und ein Haus mit einem atemberaubenden Alpenblick. Peter ist begeisterter Bergsteiger und Angler, und er könnte hier seinen Ruhestand genießen – er ist immerhin schon 67. Aber in zwei Wochen fährt er mit zwei Siebeneinhalbtonnern wieder nach Slavonski Brod. Ich habe sein Engagement und seinen Einsatz für andere tief bewundert – weil ich selbst mich wohl kaum dauerhaft solchen Entbehrungen ausgesetzt hätte. Und als ich ihn eines Tages fragte, was ihn denn treibe, da sprach er nicht von Mitgefühl und Nächstenliebe und der Verpflichtung des Christenmenschen, sondern überraschte mich mit dem Satz: »Helfen macht glücklich!«

Ein Granateneinschlag ließ den Keller erbeben, Putz rieselte von der Decke, die Neonröhren flackerten und erloschen dann ganz – es war stockfinster. Und wieder rumste es, und noch mal und noch mal und noch mal und hörte nicht mehr auf – ich hatte nur noch Angst.

Peter war es völlig egal, warum die Leute spendeten – und er hat sogar gnadenlos an ihre Eitelkeit appelliert. Für 700.000 Schilling (40.000 D-Mark) konnte er einen Lkw mit Standardbeladung auf den Weg schicken. Und wenn ein Verein oder eine Firma oder Stadt das allein aufbrachte, dann wurde ihr Name auf den Lkw geklebt, und es gab ein Foto in der Lokalzeitung und noch eins von der Ankunft »ihres« Lastwagens in irgendeinem gottverlassenen Kaff. *Nachbar in Not* war für die Österreicher fast eine nationale Aufgabe – sämtliche Politiker, Schauspieler und andere Promis des Landes riefen in Fernsehspots zu Spenden auf, aber auch der Papst, der UN-Generalsekretär und US-Präsident Bill Clinton. Bei der großen Spendengala am Samstagabend gab es eine

Live-Schaltung zum Kloster in Mostar. Eine bosnische Opernsängerin sang in den Ruinen. Während das *Ave Maria* durch die rußgeschwärzten, zerschossenen Mauern hallte, waren im Hintergrund dumpfe Explosionen zu hören. Man musste einfach weinen. Peter wusste, wie man Herzen und Geldbeutel öffnet.

Nachbar in Not wurde zur größten privaten Hilfsaktion der Geschichte. 100 Millionen D-Mark waren erreicht, als sich der NDR anschloss. *Menschen in Not* hieß die Aktion im Norden. Ich bin immer noch überrascht, wie unbürokratisch das damals lief. Keine Sitzungen, keine Beschlüsse, bloß ein entschiedenes »Ja« des damaligen Direktors. Nicht so groß wie beim ORF, drei Redakteure waren es anfangs, die das Projekt trugen. Aber sehr schnell wurden es immer mehr, die mitmachten und halfen. Moderatoren, die ohne Gage bei Benefizgalas auftraten, Künstler, die Bilder versteigerten ... 20 Millionen haben wir am Ende zusammengekriegt. Man gerät da ja in so einen regelrechten Rausch, in ein Millionenfieber, in eine Begeisterung über steigende Kontostände, als wären es die eigenen. Ich stand auf Bühnen, erzählte von großen Kinderaugen und Jungen und Mädchen, die noch nie Schokolade gegessen hatten, und sammelte Schecks ein bei Tombolas und Kirmessen und Feuerwehrfesten. Zwischendurch begleitete ich mit dem Mikrofon norddeutsche Hilfstransporte nach Bosnien. Einmal musste ich selbst ans Steuer eines schweren Lkw.»Im Prinzip fährt der sich genauso wie ein Pkw«, sagte Peter Quendler,»nur halt zwölf Gänge statt fünf.«

Und dann kommst du in ein Dorf, das den ganzen Winter über von der Außenwelt abgeschnitten war. Es ist

Tauwetter, und du kannst da wieder hin. Alles ist matschig und braun, die Häuser, die verschlammten Straßen, die Leute am Straßenrand mit schmutzig-braunen Lumpen und grauen, leeren Gesichtern – als ob du in ein vergilbtes Schwarz-Weiß-Foto hineinführest und das Leben dieser Menschen bunter machtest mit deinem Lastwagen. Stehst oben auf der Ladefläche und wirfst Säcke mit Mehl, Zucker, Milchpulver, Tomatenkonserven und Seife in die Menge. Siehst Leute lachen und aufgeregt miteinander quatschen, und alle sind glücklich und dankbar. Es ist sinnvoll und gut, was ich tue. Ich habe die Macht, Dinge geschehen zu lassen. Ich kann dem einbeinigen Jungen eine Prothese besorgen. Den Kindern, die noch nie in ihrem Leben Schokolade gegessen haben, welche geben. »Helfen macht glücklich«, sagt Peter Quendler – und wahrscheinlich kann man wirklich nichts Besseres für sich selbst tun, als anderen zu helfen.

Es relativiert im Übrigen einiges, wenn einem klar wird, dass es für viele Menschen ganz und gar nicht selbstverständlich ist, dass sauberes Wasser aus der Leitung kommt. Dass sie Brot kaufen können in der Bäckerei, dass sie zum Arzt gehen, Medikamente aus der Apotheke holen können … die Polizei rufen, wenn einer in die eigene Wohnung einbricht. Leider hielt dieses Bewusstsein bei mir nie allzu lange an. Ich habe mich dann auch wieder ziemlich schnell über zu weiche Pasta und Kork im Wein oder die Handwerkerrechnung und meine Freundin aufgeregt. Bedürfnishierarchie – so erklärte mir meine Therapeutin dieses Phänomen. Das bedeutet grob gesagt: Wenn ich mich in der Sahara verirrt habe und kurz vor dem Verdursten bin, empfinde ich meinen

Liebeskummer nicht unbedingt als vorrangiges Problem. Wenn ich dann gerettet wurde, getrunken, gegessen und mich geduscht und allen Grund habe, sehr, sehr glücklich zu sein – dann rückt dieses andere Problem wieder nach oben und verhindert, dass ich glücklich bin. Je besser es dir geht, desto mehr Kapazität hast du, neue Probleme zu kreieren, mit denen sich Therapeuten befassen können. Die Tatsache, dass in Afrika Kinder hungern, macht meine vergleichsweise banalen Probleme für mich ja nicht besser. »Was kümmert mich Vietnam, solange ich Orgasmusprobleme habe?«, fragte Rainer Langhans einmal. Mich hat das Attentat vom 11. September 2001 auf das World Trade Center auch ziemlich kaltgelassen, weil mich gerade meine Freundin verlassen hatte. Und natürlich belasten mich die Schulprobleme meines Kindes mehr als der Bürgerkrieg im Kongo. Dafür muss man sich nicht schämen, könnte es aber gelegentlich ein bisschen mehr zu schätzen wissen, dass es uns im Großen und Ganzen recht gut geht. Und die Bedürfnishierarchie einfach umdrehen und sich über die schönen Seiten freuen – statt sich über das zu ärgern, was gerade nicht so doll läuft.

Je besser es dir geht, desto mehr Kapazität hast du, neue Probleme zu kreieren, mit denen sich Therapeuten befassen können.

»Der Holger und ich waren zusammen im Krieg!« Irgendwann dürfte es jeder gewusst haben in diesem Pub, in dem ich mit Jens-Peter die alte Kameradschaft hochleben ließ. »Wir waren zusammen im Krieg!« Das fanden wir aus irgendeinem Grunde urkomisch. Vielleicht, weil es so irreal ist. Wie zwei Veteranen, die gemeinsam gekämpft haben. Dabei sind wir nur ein paar Tage durch Kroatien gefahren – ein Agentur- und ein Radiojournalist, die sich zufällig in Zagreb in einer Hotelbar getroffen und zufällig dasselbe Ziel hatten. Wir saßen viele Stunden im Auto, überspielten unsere Angst mit Witzen und erzählten von zu Hause. Abends lagen wir in unseren Schlafsäcken nebeneinander und quatschten uns in den Schlaf. Wir wussten eine Menge übereinander – für zwei Menschen, die sich erst ein paar Tage kannten. Jens-Peter war mein Freund. Und das ist er geblieben, auch wenn uns heute wenig verbindet und wir uns womöglich erst in zehn Jahren wieder über den Weg laufen – aber dieses Band bleibt für immer bestehen. Das habe ich oft erlebt in meinen Jahren als Kriegsberichterstatter. Diese Gemeinschaft mit Kollegen, die das Erlebte zusammenschweißt und zu innig Vertrauten, zu Freunden macht. Wenn ich an meine Zeit als Krisenreporter zurückdenke, fallen mir vor allem solche Begebenheiten ein. Ich erinnere mich an eine Zeit voller wilder Abenteuer. Und manchmal erschaudere ich, wenn mir klar wird, in welche Gefahr ich mich oft leichtfertig begeben habe. Aber Albträume von Leichen, Blut und Tod habe ich nie gehabt. Kann man das einfach hinter sich lassen? Die Frage ist mir oft gestellt worden. Von Freunden, Kollegen – auch von Therapeuten. Ich habe sie mir auch selbst gestellt, aber da gibt es weder etwas zu verarbeiten noch habe ich Traumata verdrängt. Da ist nichts geblieben außer Dankbarkeit, großer Dankbarkeit, dass ich so viel Glück hatte und in eine Welt voller Frieden und Wohlstand zurückgekehrt bin.

Tag 1 – der wievielte auch immer

Eine Welt mit ziemlich vielen Whiskey-Sorten auf jeden Fall gestern in diesem Pub. Wir haben sie alle durchgetestet, und ich bin mir noch nicht sicher, ob ich diesen Tag überleben werde. Ich habe einen rauen Hals, weil ich Zigarrillos auf Lunge geraucht habe, und einen Geschmack im Mund wie ... ach, lassen wir das lieber. Ich mache mir einen Kräutertee, packe meine Sporttasche und fahre dann mit der U-Bahn zum Fitnesscenter. Ich finde das ziemlich stark von mir.

Zurück auf »Los« also. Vier Tage vor dem Ziel schwach geworden. »Du wirst dich morgen schwarzärgern!« Immer wieder habe ich mir das gestern gesagt. Vor der ersten Zigarette an dieser Autobahntankstelle. Dass es ja wohl eine schwache Nummer sei, beim ersten Problem gleich wieder zum Glimmstängel zu greifen und es mit meiner Frustrationstoleranz nicht weit her sein könne. Und ich mich großartig fühlen würde, wenn ich nur noch zwei Tage durchhielte und es dann krachen lassen könnte, wie immer ich wollte. Bis zum allerletzten Whiskey habe ich mir gesagt: Du wirst dich morgen ärgern!

Ich ärgere mich nicht. Ich möchte diesen großartigen Abend nicht bereuen. Und ich empfinde nicht das geringste Scheitern, jetzt auf dem Weg zum Sport. Mein Vertrag sieht das ausdrücklich vor, dass ich es weiter versuchen kann. § 13. Es macht mir auch nichts aus, dass ich jetzt den ganzen Stress und die Entsagung noch mal von vorn anfangen muss. Eigentlich finde ich es sogar ganz gut. Weil ich mich in diesem nüchternen, klaren Leben sehr wohlfühle. Ich würde gern so weiterleben. Nicht so rigide – aber alles in allem ein maßvolleres, disziplinierteres Leben führen. In dem mir bestimmte Strukturen in Fleisch und Blut übergehen. In dem es normal ist, nicht zu rauchen und nicht zu trinken – kein bewusstes Entsagen. In dem ich meine Sachen in Ordnung halte, weil es in mir drin steckt. So wie Oma. Aber so weit bin ich noch nicht. Ich bin schon gefährdet, sehr schnell wieder in alte Gewohnheiten zurückzufallen. Und deshalb freue ich mich fast ein bisschen, dass ich das jetzt noch mal vier Wochen so weitermachen darf. Bin gespannt, wie lange es am Ende wirklich dauert. Denn dass ich das hier irgendwann zu Ende bringe und meinen Vertrag erfülle – das ist ja mal sowieso klar.

Nachspiel

4. Juli 2009 – New York: Die untergehende Sonne taucht die Hochhausfassaden Manhattans und das Wasser des Hudsons in blutrotes Licht. Ich stehe auf dem Deck eines Schiffes – inmitten Hunderter Ausflugsdampfer, Segeljachten und Motorboote. Ich habe ein Glas Champagner in der Hand und meine Frau im Arm und warte auf das Feuerwerk. Als sich die Dunkelheit über New York senkt, explodieren Tausende blaue, rote und weiße Sterne am Himmel. Unabhängigkeitstag. Für Amerika und mich. Die USA werden 233 Jahre alt und ich 50. Selten hat sich mein Leben so stimmig angefühlt. Wie in dieser Szene in dem Film *Titanic*, als Leonardo di Caprio mit weit ausgebreiteten Armen vorne auf dem Bug steht und voller überschäumender Lebensfreude in den Wind ruft: »Ich

bin der König der Welt.« Genauso fühle ich mich. Heute vor drei Jahren war ich überzeugt, die beste Zeit meines Lebens liege hinter mir – ich wusste nicht, dass sie erst kommen würde.

Der Farbenrausch am Himmel über dem Hudson mischt sich mit dem Dröhnen Hunderter Schiffssirenen zu einem furiosen Finale. Dann der Nachzügler – eine einzelne Rakete als letzter Paukenschlag. Eine purpurne Feuerkaskade erhellt die Nacht, spiegelt sich im Fluss und erlischt im vielstimmigen *Ah* und *Oh* Zehntausender bei dieser Schiffsparade zum Unabhängigkeitstag. Es dauert eine Weile, bis unser Boot seinen Weg zurück durch das Gewimmel auf dem Hudson an seine Anlegestelle gefunden hat. Ich drücke die Hand meiner Frau und schaue in stummer Ergriffenheit auf die immer noch hell erleuchteten Hochhausfassaden. Ich bin tatsächlich hier, in New York. Wir beschließen, in dieser lauen Sommernacht meines 50. Geburtstages zu Fuß nach Hause zu gehen. Seit fast einem Jahr lebe ich mit meiner Frau in Manhattan, und es fasziniert mich noch immer jedes Mal, dass es so völlig normal ist, nachts ohne ein mulmiges Gefühl durch die Straßen zu spazieren.

Vor 20 Jahren war das undenkbar. In der Erinnerung an meinen ersten Besuch ist New York eine düstere und bedrohliche Stadt. Auf den Straßen lag Dreck, die U-Bahnen waren mit Graffiti verschmiert, der Central Park nach Einbruch der Dunkelheit eine No-go-Area, und in Harlem verriegelten die Taxifahrer ihre Türen. Täglich berichteten die Zeitungen über Bandenkriege und Morde.»*Look tough*«, einen besseren Ratschlag hatten die New Yorker nicht zu bieten als Schutz gegen

Überfälle. Jeder kannte damals irgendeinen, der schon mal ausgeraubt worden war. Oder jedenfalls einen, der einen anderen kannte, dem das passiert war. Heute ist New York eine der sichersten Großstädte der Welt. Fünfmal weniger Morde als vor 20 Jahren. Im Central Park dealen keine Fixer mehr, sondern spielen Kinder. Die U-Bahnen glänzen frisch poliert, und Harlem ist ein normales Szeneviertel mit Jazzclubs und guten Kneipen. Ich habe bislang keine einzige beklemmende oder bedrohliche Situation erlebt. Meine Frau ist auch abends viel mit dem Fahrrad unterwegs, und wir fühlen uns absolut sicher in dieser Mega-Metropole – die 20 Jahre zuvor noch als unregierbar und unbeherrschbar galt.

Und das alles nur, weil ein Bürgermeister anordnete, erst mal die zerbrochenen Fensterscheiben in den Problemgebieten zu reparieren – und jeden einzusperren, der eine Scheibe einschmeißen würde. Und die Schwarzfahrer und Graffitischmierer und An-Häuserwände-Pinkler festzunehmen. »Null Toleranz« hieß das Programm des Robert Giuliani, und im ersten Moment klang das völlig absurd. Da herrschte Bandenkrieg, und täglich gab es Tote bei Schießereien, die Polizei war korrupt – und der Bürgermeister setzte die sowieso viel zu wenigen Officers dazu ein, sich um kaputte Fenster und beschmierte U-Bahnen zu kümmern. »Habt ihr keine wichtigeren Probleme?«, möchte man dazwischenrufen. Aber es hat funktioniert. So ähnlich wie mein »Arschtritt«-Programm: Wenn dir die unlös-baren Megaprobleme über den Kopf wachsen, dann fang doch erst mal mit dem Kleinkram an. Ja, genau – mit dem, was sonst liegen bleibt, weil du sagst: »Ey, meine Frau hat mich verlassen, mein Hund ist tot, und ich hasse meinen Job – und du schlägst mir allen Ernstes vor, meinen Schrank auszumisten?« Aber Kleinvieh macht eben bekanntlich auch Mist – und in der Summe kosten all die unerledigten Randprobleme ebenfalls eine Menge Energie. Also wasch ich die Graffiti von meiner Seele und zeige null Toleranz gegenüber den Steinewerfern in meinem Herzen.

Vor drei Jahren war ich überzeugt, die beste Zeit meines Lebens liege hinter mir. Ich wusste nicht, dass sie erst kommen würde.

Ich habe am Ende 88 Tage gebraucht, um meine Aktion erfolgreich abzuschließen. Fast drei Monate lang! Hätte ich das vorher gewusst, hätte es mich mutlos gemacht. Eigentlich wird es ja leichter mit der Zeit – hart gegen sich selbst zu sein. Nach drei Wochen ist es keine große Herausforderung mehr, irgendwelchen Versuchungen zu widerstehen. Aber genau das ist das Problem: Es fehlt der Thrill! Es ist so normal, dass es fast schon langweilig wird. Und du dann natürlich erst recht nur die öden Seiten des Ganzen siehst. Und dann entkorkt ein alter Freund eine wirklich gute Flasche Wein, und du denkst: *Ich brauch das nicht, ich bleib' stark!* Und eine Minute später: *Scheiß drauf! Wär' schade um den Wein* ... Oder du schaust die Kuchen in einem Konditorei-Schaufenster an und sagst dir standhaft: *Muss ich nicht haben.* Und gehst rein – und kaufst zwei Stücke, die du begierig herunterschlingst. Drei Tage vor dem Ziel. Aber es ging ja auch um nichts, ich musste niemandem etwas beweisen außer mir selbst. Abgesehen davon war »Aktion Arschtritt«

inzwischen doch völlig überflüssig geworden, sagte ich mir. Weil ich mich doch längst an ein gesundes, maßvolles Leben gewöhnt, mich aus Abhängigkeiten gelöst hatte. So wie ich mir meinen Alltag langfristig wünschte: Nicht den eines Asketen – sondern eines maßvollen Genießers. Aber letztlich war es halt die Frage, ob ich mich selbst ernst nehme. Und ich habe diesen Vertrag ja mit großem Ernst abgeschlossen! Damals, als ich es eine gute Idee fand, sich der Seele mal von außen zu nähern. Irgendwann – nach einer feuchtfröhlichen Party – war ich dann einfach nur noch genervt von mir selbst. Dass ich es nicht mal vier Wochen lang auf die Reihe kriegte, das zu tun, was ich mir vorgenommen hatte. Vier Wochen – das klingt eigentlich nach gar nichts! Gestresst haben mich dabei nicht der Sport und die Bücher oder das Theater und die Hausarbeit. Das war toll, weil ich sehr schnell gemerkt habe, wieviel ich bewegen konnte. Weil ich mich gesund, stark und neugierig gefühlt habe. Es war schön, all diese Veränderungen zu sehen. Aber mit einem Glas Wein oder einer Tasse Kaffee wäre es manchmal noch schöner gewesen. Weil Genuss und Lebensfreude für mich immer hießen, mir ›etwas zu gönnen‹. Irgend etwas zu konsumieren. Und dann nähst du Knöpfe an und denkst, wie schön es doch wäre, es sich mit einem Schokoladeneis vor dem *Tatort* gemütlich zu machen …

Du musst lernen, die Leere mit dir selbst zu füllen! Das hört sich großartig an, aber es kann auch ganz schön bedrohlich sein, diese Leere zum ersten Mal in ihrem ganzen Ausmaß zu erfassen. Ich scheue mich, von einer Reise zu mir selbst zu sprechen, weil das so abgedroschen klingt. Jedenfalls habe ich eine Menge über mich gelernt. Wie schwach und bedürftig ich sein kann. Und wie viel ich aushalte. Und dass ich tatsächlich Freude aus mir selbst schöpfen kann. Ich habe mich verdammt stark gefühlt, als ich nach 88 Tagen endlich meinen Vertrag mit mir selbst erfüllt hatte. Es war ein echter Triumph an diesem Samstagnachmittag, und es war großartig, ihn allein zu genießen.

Auf mich! Ich proste meinem Spiegelbild zu. Champagner zur Feier des Tages. Ein großer, schlanker Mann in einem verteufelt gut sitzenden Anzug schaut mich an. Nicht mehr jung, aber stark und mit Selbstvertrauen im Blick. Den neuen Anzug habe ich mir als Belohnung gegönnt. So ein federleichtes Teil, Wolle, so fein wie Seide und sündhaft teuer. Du läufst anders, gehst anders, fühlst dich anders in so einem Anzug. Es gab einige sehr viel preiswertere, bei denen ich dachte: »Geht doch.« Schließlich trage ich nicht so oft Anzüge. Aber ich war zu dem Schluss gekommen, dass »geht doch« in meinem Leben keine akzeptable Kategorie mehr darstellt.

Ich sah auch meine Liebesdramen mit anderen Augen. Ich war nicht beziehungsunfähig, wie ich immer befürchtete! Ich hatte bloß die Richtige noch nicht gefunden. Weil ich zu viel Zeit mit den Falschen verbracht hatte. Weil ich nicht allein sein wollte mit mir selbst. Es ist mir nie aufgefallen, dass ich zuweilen einen hohen Preis für mein Paarungsverhalten bezahlt habe. Immer auf der Hut war. Oder auf der Suche. Weil ich das frauenlose Dasein als Makel empfunden und alles darangesetzt habe, es so schnell wie möglich wieder zu beenden. Beobachtete im Frühjahr neidisch die verliebten Paare im Park und verzehrte mich an kalten Winterabenden nach weiblicher Wärme und Nähe. All mein Denken kreiste darum, jemanden zu finden, mit dem ich die Nächte teilen und am Sonntagmorgen frühstücken konnte. Um dann ermüdende Kämpfe um Freiräume zu führen und Kompromisse und Gefälligkeiten auszuhandeln. Ich habe mich oft gefragt, ob ich womöglich eher in die Liebe selbst verliebt sei. Einem Ideal nachträume, statt mich auf Frauen aus Fleisch und Blut einlassen zu können. In der Eroberungsphase gab ich Gas ohne Ende und stellte Wunder was auf die Beine. Und wenn ich dann völlig erschöpft das Ziel erreichte, wurde mir klar, dass die Mühe eigentlich gerade erst angefangen hatte. Weil ich keine Ahnung hatte, wie ich jemals im Leben all die Erwartungen erfüllen sollte, die ich da geweckt hatte. Dass es voll und ganz genügt, einfach nur Holger Senzel zu sein, wäre mir nicht in den Sinn gekommen. Ich hätte lange auch nicht gewusst, wer das eigentlich ist.

Letztlich ist es gar nicht so schwer, sich selbst zu mögen. Du musst einfach aufhören, Rechtfertigungen für dein eigenes mieses Verhalten zu suchen. Nichts ver- und aufarbeiten, sondern die Dinge beim Namen nennen.

Es ist ja gar nicht so schwer, sich selbst zu mögen. Du musst einfach irgendwann aufhören, Gründe und Rechtfertigungen für dein eigenes mieses Verhalten zu suchen. Nichts ver- und aufarbeiten, sondern die Dinge beim Namen nennen. Dazu stehen, wenn du feige, gleichgültig, egoistisch warst. Es hinter dir lassen und deine Energie dafür einsetzen, es künftig besser zu machen. Dann kannst du auch deinen Mitmenschen nachsichtiger und vertrauensvoller begegnen. Damit leben, dass Menschen zuweilen einfach schwach sind. Und trotzdem wunderschön und faszinierend. Weil sie im Zweifelsfall eben auch sehr, sehr stark sein können.

Prost! Auf das Leben! Dabei habe ich ja nichts Großartiges geleistet! Bin nicht aufgebrochen in ein neues Leben, sondern geblieben. Habe nicht den Rahmen gesprengt, sondern nur gründlich poliert. Das Bild darin ist im Großen und Ganzen dasselbe – aber ich betrachte es mit anderen Augen. Ich entdeckte Farben und Facetten, die ich vorher übersehen habe. Eine riesige Müllhalde aus Selbstmitleid, verpassten Chancen, Schwermut und Resignation hatte mir den Blick versperrt. Ich habe sie abgeräumt. Langsam und systematisch, Schäufelchen für Schäufelchen, ohne mich entmutigen zu lassen.

Ich bin ein paarmal gestrauchelt – aber auch schnell wieder aufgestanden und habe mit dem Ausmisten weitergemacht, bin mit klitzekleinen Schritten aus einem tiefen Tal auf einen hohen Berg geklettert. Ein paarmal habe ich kurz vor dem Gipfel aufgegeben – aber ich habe es immer wieder versucht und ihn am Ende erklommen. Das klingt pathetisch, wo ein gesundes, diszipliniertes Leben heute weitgehend Alltag für mich ist. Aber damals war es ein Berg. Und ich war sehr stolz, als ich oben war. Ich mochte meine Gesellschaft, das war ein gutes Gefühl. Ich hatte weniger Angst vor dem Leben, ich wusste ich würde es meistern. Ich könnte straucheln, aber würde nicht vom Weg abkommen.

Ich hatte in diesem Moment keine Ahnung, wie es weitergehen würde. Von meinem Balkon blickte ich über die Dächer von Hampstead, hörte von fern leise die Ambulanzen jaulen, roch diesen typischen Geruch des Teppichbodens – und es lag bereits ein Stück Abschiedswehmut in diesem Moment. Ich hatte mich entschlossen, London zu verlassen, und wusste nicht, was mich in Hamburg erwartete. Aber ich stand bei meinem Sohn im Wort, und zwei Jahre London mehr oder weniger änderten nichts daran, dass ich da gewesen bin. Dass mir das niemand mehr nehmen konnte. Bei meinem Sohn sah das anders aus. Es war keine Kopfentscheidung, sondern eine aus dem Bauch. Deshalb war ich sicher, dass ich damit würde leben können und nicht hadern würde – so sehr ich dieses englische Leben vermissen würde. Aber kurz vor meinem Gespräch mit dem Chefredakteur rief mich die Mutter meines Sohnes an und schlug vor:»Vielleicht tut es einem Jungen ja gut, wenn er nicht nur von Frauen erzogen wird. Wenn er ein, zwei Jahre bei dir in London leben und im Ausland zur Schule gehen würde?«

W A H N S I N N!!! Wundervolle Idee. Aber …

… ja, wie soll das gehen? Mit einem schulpflichtigen Kind und meinen unregelmäßigen Arbeitszeiten? Das war der erste Gedanke. Nichts lieber, als mit meinem Sohn zusammen in London zu leben. Aber es ist ja auch eine große Verantwortung. Er braucht mich, wenn er Heimweh nach den alten Freunden hat oder Probleme in der Schule, und ich muss mich um seine Hausaufgaben kümmern. Das ist kein Projekt, das ich für gescheitert erklären kann, wenn's mir zu viel wird. Aber verdammt noch mal, ich wollte das! Und ja – ich traute mir das zu. Hätte man mir den Vorschlag an meinem 47. Geburtstag in meiner Müllhalde gemacht, hätte ich »Wie soll denn das gehen?« nicht als Frage formuliert. Sondern als Schlusspunkt gesetzt. Jetzt war es erst mal nur eine organisatorische Frage.

Ich zog um in ein kleines Reihenhaus in Chiswick, wegen des Schulbusses. Ich habe unsere gemeinsamen zwei Jahre in London als eine sehr innige und fröhliche Zeit in Erinnerung. Wir waren beide Fremde, und wir entdeckten gemeinsam eine Menge Neues und verliebten uns mehr und mehr in dieses schrullige Land mit seinen liebenswürdigen Menschen. Wir setzten die Space Squirrels jetzt live fort. Lagen zusammen im Bett und erfanden neue Abenteuer zur guten Nacht. Danach ging ich in mein Arbeitszimmer und produzierte die Reportagen für die Frühsendungen. Ich war es nicht gewohnt, dass sich das Leben nicht nur um mich drehte. Die Zeit für mich selbst reduzierte sich auf ein halbes Stündchen vor dem Schlafengehen. Und meist nickte ich ein über meinem Buch. Aber eine Angst hat sich nicht erfüllt: Dass ich meine Freiheit vermissen würde. Vermutlich war ich auch gelegentlich erschöpft und genervt – sicher weiß ich es nicht mehr, weil von den öden Seiten unseres Alltags nichts hängen geblieben ist in meinem Kopf. »Glückliche Menschen haben ein schlechtes Gedächtnis und reiche Erinnerungen«, sagt der Schriftsteller Thomas Brussig. Ich erinnere mich, mit meinem Sohn Kuchen gebacken und dabei die ganze Küche »bemehlt« zu haben. Ich habe meinen Sohn mit einer

Taschengelderhöhung in die Fußball-AG gequatscht, damit er was mit anderen Jungs macht. Und ihn dann auch ganz schnell wieder von seinem Leiden erlöst. Ich war auch ein Eigenbrötler als Kind, und mein Vater hätte es ebenfalls lieber gesehen, wenn ich mit den anderen Jungs Fußball gespielt hätte. Ich habe mich lange für einen Sonderling gehalten deshalb. Ich habe eine Menge gelernt in diesen zwei Jahren. Zum Beispiel, dass es unlogisch ist, eine Blutorange überhaupt Orange zu nennen – statt »Orote«. Wir haben an verregneten »Im-Schlafanzug-zu-Hause-bleiben«-Tagen Raumschiffe und Burgen aus Lego gebaut und uns im IMAX-Kino köstlich über Zeichentrickfilme in 3-D amüsiert. Dieser kleine Mann hat mich zu Tränen gerührt, als er sich in einem U-Bahn-Tunnel von meiner Hand losriss und einem Bettler sein Taschengeld in den Hut warf: »… so ein armer Mann.« Und mich zum Lachen gebracht, als er auf die Frage nach seinem Berufswunsch sagte: »Entspannungsliegen vorführen.«

Ich bin nicht beziehungsunfähig! Ich habe bloß die Richtige noch nicht gefunden. Weil ich zu viel Zeit mit den Falschen verbracht habe. Weil ich nicht mit mir allein sein wollte.

Es waren zwei großartige, innige, glückliche Jahre mit unserer kleinen Männerwirtschaft. Eine Zeit, die das Verhältnis zu meinem Sohn für immer prägen wird. Von der ich mein Leben lang zehren werde. Kurz bevor mein Korrespondentenvertrag endete, begegnete ich der Liebe meines Lebens. »Was für eine Frau«, schwärmte ich meinem Freund Karl vor. »Der Kosmos hält den Atem an!«

»Ja, klar«, antwortete Karl spöttisch, »Müsste schon ganz blau sein inzwischen, der arme Kosmos …«
»Diesmal ist alles ganz anders – wirklich!«
»Und das Schicksal hat euch füreinander bestimmt …«

Ich kann meinen Freunden ihre Skepsis nicht verdenken. Ich hatte schon so oft die Liebe meines Lebens kennengelernt. »Die Frau, auf die ich die letzten … 10, 15, 20, 25 Jahre meines Lebens gewartet habe …« Was also war anders? Das Herzklopfen und der extrovertierte Gefühlsüberschwang sicher nicht, mit dem ich auch diese Liebe inszenierte. Ins Postamt stürmte und lautstark Sondermarken verlangte für einen Liebesbrief. Seelenverwandtschaft? Geschenkt! Wie viele Frauenherzen waren mir doch schon als Spiegel der eigenen Seele erschienen – und wie fremd und fern waren sie mir dann am Ende immer geworden. Aber ist das ein Grund, vorsichtig und ängstlich zu werden? Dass Dinge im Leben schrecklich schiefgegangen sind? Statt zu versuchen, sie das nächste Mal einfach besser zu machen. »Welch eine Pleite«, stöhnt Edisons Assistent nach Jahren erfolgloser Versuche mit der Glühbirne, »tausend Fehlschläge und kein einziger Erfolg!«. Und Edison antwortet: »Ich würde sagen: ein Riesenerfolg! Wir kennen jetzt tausend Wege, wie es nicht funktioniert.«

Ich wusste damals womöglich noch nicht, wie das geht: Eine vertrauensvolle Beziehung führen und die Liebe lebendig halten. Aber ich war mir sehr klar darüber, was nicht funktioniert: Jemanden zu suchen, der dich glücklich macht.

Stattdessen fand ich einen Menschen, mit dem ich mein Glück teilen konnte. Der mein Herz zum Lächeln bringt. Erlebte, wie leicht Liebe doch sein kann ohne all die kräftezehrenden Inszenierungen, Lügen, Ausflüchte, Versteckspiele und Machtkämpfe, Hintertürchen, Schleichwege. Wenn ich früher eine tolle Frau kennenlernte, dann habe ich stets geargwöhnt, dass mit ihr ja auch was nicht stimmen könne – wenn sie sich ausgerechnet in mich verliebt ... oder dass sie es ja irgendwann doch herausfinden würde, dass ich ihren Vorstellungen nicht standhalte und sie enttäusche. Meist stimmte das ja auch.

Vermutlich gibt es sie ja gar nicht – die eine Richtige im Leben. Du kannst immer wieder im Leben Menschen treffen, die dein Herz berühren, und es ist eine Frage von Zeit und Umständen, was daraus wird. Und ob du selbst bereit bist, dich hinzugeben. Zu lieben – und dich lieben zu lassen. Hätte ich meine Frau fünf Jahre früher getroffen, hätte ich es mit Sicherheit auch versemmelt. Ob es die Richtige ist, hängt vor allem von dir selbst ab.

Wir heirateten noch in London. Meine Frau stand kurz vor dem Beginn ihrer Korrespondententätigkeit in New York. Ich nahm ein Jahr unbezahlten Urlaub und ging mit. Ich habe diese Entscheidung für mich allein getroffen, das war mir wichtig. Wenn ich jemandem »zu Liebe« etwas tue, von dem ich selbst nicht überzeugt bin, werde ich ihm später grollen – auch wenn er gar nicht darum gebeten hat. Der Start in New York ist mir sehr schwergefallen. Die Rolle als Begleiter. Meine Frau machte jetzt den Job, den ich vorher in London hatte. Jetzt wartete ich abends auf sie, bis sie nach Hause kam. Oder auch nicht, weil gerade die Wall Street verrückt spielte oder die UNO eine Sondersitzung einberief. Ich wusste ja, wie das Geschäft läuft ... Kürzlich habe ich Rezepte ausgetauscht mit der Frau eines Kollegen meiner Frau. Manchmal fragt ein Kollege meiner Frau, wie es denn so sei, als »Hausmann« in New York. Ich ziehe »Privatier« vor. Oder sage trotzig: »Nichts!«, wenn mal wieder einer wissen will, was ich denn den ganzen Tag so mache.

»You don't do nothing«, widersprach eines Abends so ein Typ in einer Bar, »you got space!« – »Es stimmt nicht, dass du nichts tust – du hast Raum gewonnen.« Aber das musste ich erst lernen. Diesen großen, leeren Raum mit mir selbst zu füllen. Weil die Sender es nicht mehr machten. Es hat eine Weile gedauert, bis ich dieses Geschenk annehmen konnte. Vielleicht war mein »Arschtritt« die Initialzündung. Es ist müßig, zu spekulieren, ob ich ohne meine Aktion den Mut gefunden hätte, mir diesen Raum zu nehmen. Ich hätte ihn mir aber schlicht und ergreifend finanziell nicht leisten können, wenn ich nicht vor drei Jahren in meiner Londoner Wohnung mein Sparprogramm ausgetüftelt hätte. Ich habe mit meinem Arschtritt den Grundstock für anderthalb Jahre Freiheit gelegt. Wobei ich den größten Sparerfolg gar nicht mit all den klugen Plänen in meinem braunen Finanzordner (»Spare in der Zeit...) hatte – sondern mit dem Verzicht auf Kreditkarten. Ich habe sage und schreibe meine Ausgaben halbiert, ohne mich bewusst einzuschränken. Deshalb bin ich bis heute beim Bargeld geblieben.

»Besser der Liebe wegen nach New York als nach Idaho.« Noch so ein Spruch von dem Typen an der Bar. Ich war dabei, als Geschichte geschrieben wurde, und durfte nicht berichten. In dieser rauschhaften Nacht von Obamas Sieg, als aus Tausenden Fenstern der Hochhäuser Menschen aus Leibeskräften »*Change*« brüllten und sich der Jubel in den Hochhausschluchten fortpflanzte. Auf allen Straßen ein frenetisches Hupkonzert, die Bürgersteige voller lachender, freudetrunkener Menschen. Und auf dem Union Square tanzten und sangen sie unter einem riesengroßen Sternenbanner, weil es nicht mehr für die Schande von Guantánamo stand, sondern für Hoffnung, Aufbruch und Zuversicht.

Es ist der Traum eines jeden Journalisten, darüber berichten zu dürfen – aber ich habe nur meine Frau begleitet. Sie hat berichtet, und ich habe sehr intensiv in mich hineingehorcht, ob ich Bedauern oder gar Neid empfinde. Ich habe über den Fall der Mauer, die Golfkriege und Tony Blair berichtet; es ist ein erhebendes Gefühl, als Chronist großer Momente dabei sein zu können. Aber nie habe ich einen solchen Augenblick so erlebt wie in jener New Yorker Nacht, als die USA ihren ersten farbigen Präsidenten wählten. Wo ich einfach nur dastehen und staunen und fühlen konnte, ohne mir Gedanken darüber zu machen, wie ich daraus eine Reportage forme. *I got space …*

Ein schwarzer Bettler rannte mir entgegen, stolperte, hüpfte. Ein zerlumpter alter Mann mit einem einzigen Zahn im Mund schrie immer wieder: »We won, we won, we've made it …« Ich weiß nicht, was dieser obdachlose Bettler durch den Sieg eines Bruders gewonnen hatte. Was es an seinem trostlosen Leben änderte, wer in Washington im Weißen Haus saß. Aber vielleicht ist das eine sehr europäische Frage.

Von dem Land der unbegrenzten Möglichkeiten, in das sich ein zehnjähriger Junge aus Nordhessen träumte, weil die Amerikaner einen Mann auf den Mond gebracht hatten und mit riesigen Straßenkreuzern umherfuhren, ist nicht viel geblieben. *Grand Central, Brooklyn Bridge, Tiffany* – man kennt das alles aus unzähligen Fernsehserien und Filmen, und deshalb kommt einem Amerika sehr vertraut vor, noch bevor man das erste Mal da ist. Aber das täuscht. Wenn ich frühmorgens in New York zum Schwimmen gehe, dann sehen die Straßen eher aus wie in Kalkutta. So viele Bettler in den Hauseingängen, hinter Pappe auf zerlumpten Matratzen und in Schlafsäcken, ein Paar ist darunter, aneinandergekuschelt auf der Straße, jeder Intimität beraubt. Oft heißt es dann: Selber schuld. Warum wirst du denn nicht reich? Neulich habe ich mit einem Bekannten über Obamas Gesundheitsreform gesprochen – Millionen Amerikaner sind bis heute nicht krankenversichert. Und er sagt, dass Krankenkasse »sozialistischer Mist« sei. Weil die Armut anderer nicht sein Problem sei, sondern deren persönliche Entscheidung. Das sei schließlich Amerika, und hier könne es jeder schaffen. Wenn er nur wolle. Ein echt netter Kerl, auch nicht doof. Aber was macht er, wenn die Armen irgendwann nicht mehr stillhalten und in sein schönes Haus einbrechen? Er lächelt freundlich und sagt: »Therefore I've got a gun.«

Ich möchte nicht auf Dauer in einem Staat leben, der den Starken nichts abverlangt und die Schwachen sich selbst überlässt.»Sollen tatsächlich Leute wählen dürfen, die sich nicht mal selbst ernähren können?« So was fordern hier prominente Politiker und Radiomoderatoren allen Ernstes. »Du mit deiner europäischen Arroganz ...«, das höre ich hier häufiger. Stehe quasi von vornherein unter Sozialismusverdacht. Steuern zahlen ist unamerikanisch. Und wie sie sich alle abrackern und abstrampeln, um es zu schaffen. Bis nachts im Büro sitzen und sich coachen lassen und die Zähne bleichen und frühmorgens joggen. Effizient bis in die Partnersuche, zielstrebig und kontrolliert schon mit 23. Bei Partys steht schon auf der Einladung drauf, um wie viel Uhr sie zu Ende sind – und zehn Minuten vorher werden tatsächlich die Gläser eingesammelt. Wenn du dann trotz aller Plackerei in der Krise deinen Job verlierst und die Hypothek nicht mehr zahlen kannst – dann hast du halt versagt, niemand hat dich gezwungen, den Kreditvertrag zu unterschreiben. Die Republikaner haben wütend gegen das sogenannte *Losers manifesto* protestiert – mit dem Obama von der Krise bedrängten Hausbesitzern helfen wollte. Meine Güte – was haben wir es doch gut im alten Europa.

Hamburg, Frühjahr 2011 – Nachtrag
You got space! Ich habe oft an diesen ausgelassenen Abend in der Bar Sixth in New York gedacht. *Du hast Raum bekommen!* Denn nach meiner Rückkehr schien sich dieser Raum wieder gewaltig zu verengen. Ich aß in der NDR-Kantine und träumte vom Lunch bei »Balance« in London, wo man draußen sitzen konnte und die roten Doppeldeckerbusse und die Bobbys mit ihren komischen Helmen sah. Den Pastrami-Bagels in unserem Delhi in New York. Meine Frau blieb ein Jahr länger, wir führten eine Fernbeziehung. Ich war nach Hause zurück-

gekommen, aber es fühlte sich fürchterlich fremd an. Der Sprung aus einem opulenten Hollywood-Schinken in einen Schwarz-Weiß-Dokumentarfilm. Ich fühlte mich überfordert und war oft niedergeschlagen. Abende voller lähmender Schwermut. Morgen, an denen ich mich tieftraurig aus dem Bett quälte. Und es machte mir Angst.

Ich weiß noch immer nicht, ob die Neigung zur Depression in mir steckt. Aber ich kann »Stopp!« sagen. *Arschtritt reloaded* sozusagen. Eine Vier-Wochen-Kur gegen Schwermut und Unzufriedenheit. Es hilft eigentlich immer. Ignorieren, was sich gerade nicht ändern lässt. Das Beste machen aus einer Situation. Sich freuen über die positiven Seiten des Lebens – statt zu hadern mit all den Dingen, die gerade nicht so gut laufen. Wenn morgens um drei Schlaflosigkeit die Sorgen zu Fesselballons aufbläht, stehe ich auf und lege Socken zusammen. Treibe Sport. Lese Gedichte. Irgendwas tun – bloß nicht grübeln. Denken wird maßlos überschätzt, die besten Augenblicke im Leben sind sowieso gedanken-los. Glück ist gefühlt. Der Drillsergeant hat inzwischen eine Festanstellung in meinem Kopf. Viermal wöchentlich prügele ich mich schlecht gelaunt zum Sport. Ich zwinge mich zum Aufräumen und zu Behördenbriefen, obwohl mir jegliche Organisation aus tiefstem Herzen zuwider ist. Raffe mich zu Spaziergängen und Ausflügen auf, obwohl ich viel lieber auf dem Sofa abhängen würde. Früher habe ich ganze Wochenenden im Schlafanzug mit Pizza, Eis und schlechten Filmen verbracht, den größten Teil meiner Freizeit herrlich vergammelt. Und war doch trotzdem oft so furchtbar angespannt. Jetzt zwinge ich mich permanent zu Dingen, zu denen ich weder Lust noch Neigung verspüre, einzig, weil mein Verstand mir sagt, dass sie wichtig sind oder mir guttun. Und es ist ein grandioses Gefühl, wenn ich geschafft habe, was mich mir vorgenommen hatte. Meine Trägheit überwunden, mich bezwungen, es endlich hinter mir habe. Trotzdem ist es immer noch ein ständiger Kampf. Tag für Tag. Und jeder Sieg über mich selbst macht mich glücklich.

Fetter Schweinebraten mit krosser Kruste, Eiscreme-Orgien und ein fröhliches Besäufnis mit guten Freunden im Übrigen auch. Ab und an muss man den inneren Schweinehund auch mal gewinnen lassen.

Ich habe keine Ahnung, wo ich noch »hin will«. Wenn das Leben noch eine Weile so weitergeht, bin ich zufrieden. London – New York – Finkenwerder, ein alter Hamburger Fischervorort. Welch eine Reise. Im Alten Land blühen die Apfelbäume, ich schiebe den Kinderwagen mit meinem jüngsten Sohn. Mit meinem 13-jährigen Sohn erinnere ich mich oft an unsere Londoner Zeit, und wir wollen demnächst zusammen ein Kinderbuch schreiben über »Team Eichhörnchen«. Statt Feuerwehrsirenen singen Vögel vor dem Schlafzimmerfenster. Und ich esse jetzt mit meiner Frau in »Oestmanns Fischerhus« – statt in der Bar Sixth. *You don't do nothing – you got space.* Du hast Raum gewonnen.

Ich habe keine Ahnung, wo ich noch »hin will«. Wenn das Leben noch eine Weile so weitergeht, bin ich zufrieden.

In Hannover gibt es jetzt eine Robert-Enke-Straße. Depression ist seit dem Suizid des Nationaltorwarts ein großes Thema. Es hat mich überrascht, wie viele Menschen plötzlich ganz offen über ihre seelischen Probleme sprechen. »Ich habe auch mal eine Therapie gemacht«, das erzählen mir Leute, von denen ich das früher nie erwartet hätte. Kollegen berichten freimütig von erzwungenen Auszeiten. Vom Burnout, der Depression für Leistungsmenschen. Einen Burnout muss man sich durch harte Selbstausbeutung erst verdienen, während Depressionen auch Hausfrauen und Arbeitslose bekommen können.

In keinem anderen Bereich des Gesundheitswesens sind die Kosten derart explodiert wie bei der Behandlung psychischer Störungen. Sie sind um mehr als ein Drittel in nur sechs Jahren gestiegen. 5,3 Milliarden Euro haben die Krankenkassen im Jahr 2009 allein für die Behandlung von Depressionen ausgegeben. Schwermütige, melancholische und vom Leben erschöpfte Menschen gab es schon immer – die Depression als Massenphänomen aber ist neu. Weil immer mehr Menschen offenbar bei dem rasanten Tempo unserer Zeit nicht mehr mithalten können. In klugen Essays wird deshalb immer wieder Entschleunigung als wahrer Fortschritt gefordert. Sicher: 240 Stundenkilometer stressen mehr als Tempo 80. Aber ob ein ICE-Lokführer seinen ergonomischen Sessel gegen den schmutzigen, lauten, zugigen Führerstand einer Dampflok tauschen möchte? Schneller heißt auch bequemer, alles in allem. Und deshalb wird es keine Entschleunigung geben, die Welt wird sich eher noch schneller drehen. Entschleunigung ist weder machbar noch wünschenswert – hat kürzlich der sogenannte Popliterat Sascha Lobo geschrieben. Und stattdessen eine »Kultur des Verpassens« gefordert. Was sofort einleuchtet, wenn ich an einen

Abend auf meinem Boot zurückdenke. Ein Mann in der Einsamkeit der Natur. Ich hatte vor Schweinesand Anker geworfen, saß in der Kajüte vor dem Computer und loggte mich drahtlos ins Internet ein. Muss ja nie allein sein mit meinen 138 Freunden bei Facebook. Rainer hat seinen Flug nach Rom verpasst und ist stinksauer – Petra hat heute endlich mal ihre Küche geputzt – und Jochen geht mit einer Grippe und seinem Lieblingsbuch früh ins Bett. Das kann ich nun kommentieren, oder meine Anteilnahme mit dem »Gefällt mir«-Button bezeugen. »Mir ist soooo langweilig«, tippe ich. Petra *gefällt das nicht.*

Es wird keine Entschleunigung geben, die Welt wird sich eher schneller drehen. Aber du musst dich ja nicht immer mitdrehen. Du darfst nur keine Angst haben, etwas zu verpassen.

Drei bis vier Millionen Deutsche leiden derzeit unter einer mittleren bis schweren Depression, sagt das statistische Bundesamt. Jeden Fünften erwischt es ein Mal im Leben. Es sind sicher auch deshalb so viele, weil sich die Leute heute eher trauen, mit psychischen Problemen zum Arzt zu gehen. Und die Mediziner sind inzwischen sensibilisiert, sie nehmen das Problem sehr viel ernster als früher. Manchmal ist die Diagnose »Depression« allerdings ein bequemer Ausweg: Findet sich beim Kassenpatienten nicht gleich eine körperliche Störung, muss es halt die Psyche sein. Rückenschmerzen, Gelenkbeschwerden, Magendrücken, Schlaflosigkeit – alles kann irgendwie psychisch sein. Oder psychosomatisch. Und die Qualität der Therapeuten ist nach Expertenansicht – zurückhaltend formuliert – sehr durchwachsen. Weil es keine Kontrolle gibt, so dass sich Leidensweg und Therapie oft über Jahre hinziehen.

Wie vielen würde wohl eher ein Arschtritt helfen
als eine Therapie?

Wie vielen würde wohl eher ein Arschtritt helfen als eine Therapie? Wie viele geraten trotz Behandlung immer tiefer in den Abwärtsstrudel von Verzweiflung und Lethargie? Wo verläuft die Grenzlinie zwischen behandlungsbedürftiger psychischer Störung und einem vorübergehenden Depri, wie ich das nenne? – Jener Melange aus Niedergeschlagenheit, Trauer, Verlorensein, Angst und Einsamkeit, die fast jeden gelegentlich erwischt, weil Zweifel nun mal Teil des Lebens sind – und durch die man einfach durch muss. Bin ich krank, weil mich die großen Veränderungen des Lebens zuweilen überfordern und erschöpfen? Und bräuchte ich dann nicht eher einen, der mir Hühnersuppe kocht und meine Katze füttert – als jemanden der mich analysiert?

»Mein Vater hat mich nie wahrgenommen. Er wollte immer einen Sohn. Und natürlich habe ich einen Mann geheiratet, der mich auch ignoriert ...« Wie viele solcher Gespräche habe ich auf irgendwelchen öden Partys geführt. Leute, die eine Therapie machen, finden sich mit schlafwandlerischer Sicherheit. Und irgendwann sind immer die Eltern dran, wenn diese Leute sich unterhalten. Denn Eltern sind ein ganz großes Thema in jeder Therapie. Das schlechte Gewissen, das sie uns bereiten, weil wir ihren Erwartungen nicht genügen, weil wir sie zu selten an-

rufen, nie Blumen mitbringen und zu wenig Zeit für sie haben. Und weil sie bis heute nicht begreifen, was sie in unserer Kindheit alles falsch gemacht haben sollen. Aber womöglich ist das völlig normal in jeder Beziehung, in der so lange einer mehr gibt und der andere mehr nimmt. Dass der nehmende Teil sich missverstanden fühlt und grollt. *»Und du glaubst nicht, dass dich das bis heute prägt?«* Natürlich haben mich meine Eltern geprägt. Ständig entdecke ich Eigenarten an mir, die mir bei meinem Vater unsagbar auf den Geist gegangen sind. Ich habe meinen Eltern lange gegrollt für all das, was sie nach meinem Dafürhalten an uns Kindern falsch gemacht haben. All die unbedacht und nachlässig zugefügten Verletzungen der kindlichen Seele, an denen wir lange tragen. All das, was ich nicht bekommen habe auf dem Weg ins Erwachsenendasein … Aber ist das nicht ein bisschen absurd und selbstgerecht: Ein Mann, der drei Kinder mit drei Frauen hat, wirft seinen Eltern vor, dass sie bei der Erziehung versagt haben? *»Weil sie dir kein Selbstvertrauen mit auf den Weg gegeben haben, ist doch klar.«*

Solche Gespräche führen Menschen, die heute alle Möglichkeiten haben, sich zu verwirklichen, über Menschen, die ihr frühes Erwachsenenleben in der spießigautoritären Enge der Fünfzigerjahre erlebten. Als man wegen einer Schwangerschaft heiraten »musste« – und die Ehe zwischen einem Protestanten und einer Katholikin ein Problem war. Meine Eltern haben sicher ihr Bestes gegeben, und vieles wussten sie einfach nicht besser. Warum soll ich ihnen nicht dieselben Irrtümer zugestehen wie mir? Meinen Frieden machen, den ganzen Groll über Bord werfen. Weil der doch sowieso bloß die eigene

Seele vergiftet. Irgendwann sollte man mal aufhören, immer wieder alte Fässer aufzumachen. Da ist eh nicht drin, was man sucht. Sondern sein eigenes Leben leben. *»Hast du W. gesehen? Den Film über George W. Bush – da siehst du mal, welchen Einfluss Väter haben ...«* Ich habe ihn gesehen. Oliver Stones Werk über einen ziemlich unbedarften Kerl, der hätte als Gouverneur mit Cowboystiefeln in Texas bleiben, große Steaks grillen und glücklich werden sollen. Aber er musste unbedingt Präsident werden. Weil er Papa etwas beweisen wollte. Der auch Präsident war, und der ihn immer für einen Taugenichts gehalten hat. Und deshalb fing er auch den Irakkrieg an – weil sein Vater es nicht bis Bagdad geschafft hat. Und am Ende versagte er kläglich und stotterte hilflos vor der Presse, dass es einen beim Zuschauen vor lauter Fremdschämen ganz beklommen machte. Aber kann man das George Bush senior vorwerfen?

»Unbewusst lebe ich die Ehe meiner Eltern in den eigenen Beziehungen nach ...« Der Dicke mit den Donald-Duck-Socken. Gleich wird er mir von seinen Träumen erzählen oder welches psychische Problem hinter dem autoritären Gehabe seines Chefs steckt. Wenn ich sein Chef wäre, würde er mich auch rasend machen. Nimm mal zehn Kilo ab, kauf dir 'ne anständige Klamotte und entspann dich – dann läuft's auch besser mit den Frauen. *»Na, du machst es dir aber mal wieder ganz einfach, was?!«* Natürlich, warum soll ich es mir auch schwer machen? Ich weiß nicht, warum Therapiepatienten oft so rüberkommen wie schlechte Psychologenwitze. Wieso sie sich eigentlich immer so ungeheuer wichtig nehmen? *»Weil ich mir wichtig bin! Und wenn ich es nicht tue, tut es auch*

kein anderer.« Aber das ist doch genau dein Problem, dass du dich immer nur um dich selbst drehst. Weil du ein Kind geblieben bist, dass keinen anderen Bezugspunkt kennt als sich selbst. Warum macht mich dieses Gespräch so wütend? Weil ich das auch getan habe? Immer nur in mich hineingehorcht, was dieses mit mir macht und jenes mit mir tut. Dabei habe ich mich bloß geweigert, erwachsen zu werden. Verantwortung zu übernehmen. Wie so viele rund um mich herum. Du kannst in einer Beziehung – ob mit Geliebten, Eltern, Freunden – nicht deren »Probleme bei den anderen lassen«. Wenn dein Partner ein Problem hat, hast du auch eins. Den Schlüssel zu meinem Herzen – *nah bei seinen Gefühlen sein,* würde es in der Therapie heißen – finde ich nicht durch das Graben in der eigenen Seele. Sondern durch offene Augen und das Interesse an anderen Menschen.

Es gibt eine amerikanische Langzeitstudie über Menschen, die den Terroranschlag vom 11. September in New York überlebten. Die Forscher haben nach zwei Jahren keinen signifikanten Unterschied festgestellt zwischen denen, die ihre Erlebnisse mit Hilfe einer Therapie verarbeitet haben, und jenen, die einfach ihr früheres Leben wieder aufgenommen haben. Das besagt ja nicht, dass Therapien von vornherein nutzlos sind, sondern dass jeder Mensch in unseres Herrgotts großem, buntem Garten anders tickt und die menschliche Psyche zu komplex ist, um sie in Schubladen zu stecken, und jeder am Ende seinen Weg selbst finden muss.